中医药类课程思政教学案例丛书

# 内经选读

主编 霍 磊

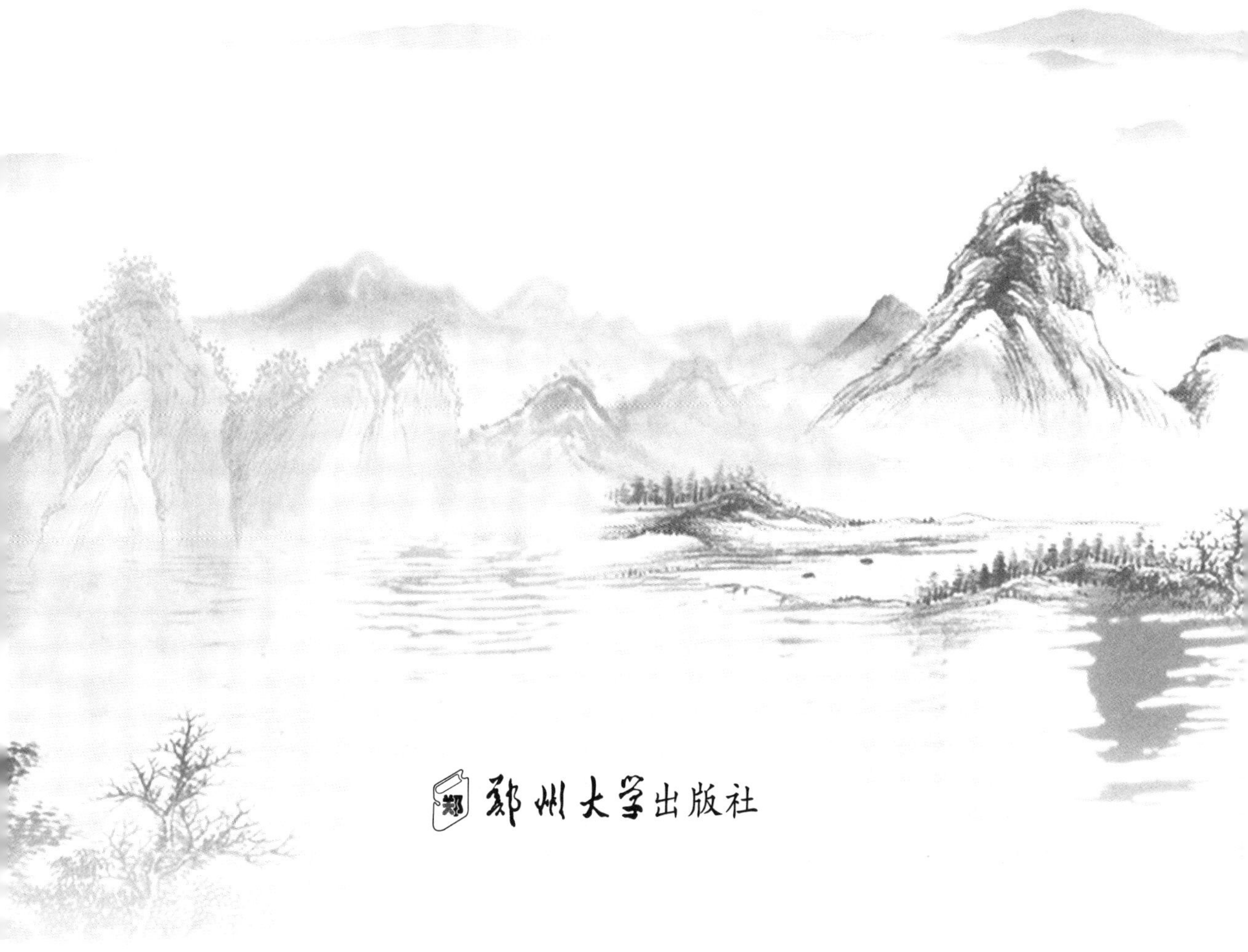

郑州大学出版社

**图书在版编目(CIP)数据**

内经选读／霍磊主编. -- 郑州：郑州大学出版社，2025.2. --（中医药类课程思政教学案例丛书）.
ISBN 978-7-5773-1005-3

Ⅰ．R221

中国国家版本馆 CIP 数据核字第 2025B600J6 号

内经选读
NEIJING XUANDU

| 项目负责人 | 孙保营　杨雪冰 | 封面设计 | 苏永生 |
| --- | --- | --- | --- |
| 策划编辑 | 陈文静 | 版式设计 | 苏永生 |
| 责任编辑 | 陈　思 | 责任监制 | 朱亚君 |
| 责任校对 | 樊建伟 | | |

| 出版发行 | 郑州大学出版社 | 地　　址 | 河南省郑州市高新技术开发区 |
| --- | --- | --- | --- |
| 出版人 | 卢纪富 | | 长椿路 11 号（450001） |
| 经　销 | 全国新华书店 | 网　　址 | http://www.zzup.cn |
| 印　刷 | 辉县市伟业印务有限公司 | 发行电话 | 0371-66966070 |
| 开　本 | 787 mm×1 092 mm　1 / 16 | | |
| 印　张 | 8.5 | 字　　数 | 198 千字 |
| 版　次 | 2025 年 2 月第 1 版 | 印　　次 | 2025 年 2 月第 1 次印刷 |
| 书　号 | ISBN 978-7-5773-1005-3 | 定　　价 | 30.00 元 |

本书如有印装质量问题，请与本社联系调换。

## 主编简介

霍磊,女,医学博士,教授,世界中医药联合会内经学分会常务理事兼副秘书长、中华中医药学会内经委员会委员,第二批全国党建样板支部中医基础理论与内经联合党支部书记、河南省双带头人支部书记工作室负责人、河南省文明教师。主持河南省教育教学改革与实践项目1项、河南省质量工程项目3项、厅级教学成果奖5项、校级教学成果特等奖1项;参与河南省教育教学改革与实践项目4项、河南省教学成果奖2项、河南省质量工程项目6项。主持河南省自然科学基金面上项目1项、厅级科研奖1项,参与河南省科技进步奖2项、厅局级科研奖2项、国家自然科学基金面上项目1项、河南省科技攻关项目1项。发表论文40余篇,参编教材10余部、著作5部。

## 编审委员会

**主 任 委 员** 李小芳　王耀献

**副主任委员** 彭　新　禄保平

**委　　　员**（以姓氏笔画为序）

马巧琳　王上增　王金淼　王锁刚

车志英　李　凯　李永菊　李青雅

吴廷娟　张　建　陈随清　崔姗姗

韩佳瑞　谢忠礼　霍　磊

# 作者名单

主　　编　霍　磊
副 主 编　唐华伟　李迎霞　邵　雷　杜雪源
编　　委　(以姓氏笔画为序)
　　　　　王金淼(河南中医药大学)
　　　　　邓金钗(河南中医药大学)
　　　　　华金双(河南中医药大学)
　　　　　杜雪源(河南中医药大学)
　　　　　李迎霞(河南中医药大学)
　　　　　张顺超(河南中医药大学)
　　　　　张梦露(河南中医药大学)
　　　　　邵　雷(河南中医药大学)
　　　　　周　浩(河南中医药大学)
　　　　　秦中朋(河南中医药大学)
　　　　　唐华伟(河南中医药大学)
　　　　　霍　磊(河南中医药大学)

# 总　序

党的十八大以来,习近平总书记先后主持召开全国高校思想政治工作会议、全国教育大会、学校思想政治理论课教师座谈会等重要会议,作出一系列重要指示,强调要加强高校思想政治教育。2020年5月,教育部印发了《高等学校课程思政建设指导纲要》,指出"深入挖掘课程思政元素,有机融入课程教学,达到润物无声的育人效果"。"必须抓好课程思政建设,解决好专业教育和思政教育'两张皮'问题。"由此开启了高校课程思政教学改革的新局面。为全面推进课程思政建设,制定了《河南中医药大学全面推进课程思政建设工作方案》,并推出了多项课程思政教学改革举措,教师开展课程思政建设的意识和能力得到提升,但仍存在专业教育与思政教育融入难的问题,为此,河南中医药大学组织编写了本套"中医药类课程思政教学案例丛书(第一批)",以期符合提高人才培养质量的需要。

本套案例丛书由《中医基础理论》《中医诊断学》《内经选读》《温病学》《中药炮制学》《药用植物学》《中药鉴定学》《中医外科学》《中医儿科学》《中医内科学》《中医骨伤科学》《各家针灸学说》12门中医药课程组成,每门课程按照导论、课程思政教学案例及附录等板块编写。其中导论由课程简介、思政元素解读、课程思政矩阵图等内容组成;课程思政教学案例由教学目标、相关知识板块的思政元素分析、教学案例等内容组成;附录由课程思政教学改革经验做法、相关研究成果等内容组成。"中医药类课程思政教学案例丛书(第一批)"教材建设,坚持目标导向、问题导向、效果导向,立足于解决培养什么人、怎样培养人、为谁培养人这一根本问题,构建全员全程全方位育人大格局,既形成"惊涛拍岸"的声势,也产生"润物无声"的效果,本套案例丛书反映了河南中医药大学对课程思政教学改革的认识、实践与思考,并力争突出以下特色:

1. 坚持立德树人,提高培养质量

以习近平新时代中国特色社会主义思想为指导,落实立德树人根本任务,思想政治教育贯穿本套案例丛书,以实现知识传授、能力培养与价值引领的有机统一,着力培养具有理想信念、责任担当、创新精神、扎实学识、实践能力且身心健康的高素质人才。

**2. 锐意改革创新,紧贴课堂需要**

相较于案例和思政反映点模式,本套案例丛书从全局视角深入挖掘中医药专业知识蕴含的思政元素,并构建课程思政矩阵图,通过一级维度和二级指标充分结合,梳理专业知识、思政元素和教学案例之间的逻辑关系,增强课堂教学育人效果,逐步解决课程思政过程中存在"表面化""硬融入""两张皮"现象。

**3. 强化精品意识,建设标杆教材**

由学校主管领导、权威专家等组成中医药类课程思政教学案例丛书编审委员会,要求全体编委会成员提高政治站位,深刻理解开展课程思政的重大意义,从"为党育人、为国育才"的高度实施课程思政,强化责任担当,编写标杆教材。为保证编写质量,学校吸纳校内外教学经验丰富、理论扎实、治学严谨、作风优良的一线专业课教师与思政课教师组成编写委员会。

本套案例丛书是河南中医药大学课程思政工作体系的重要组成部分,希望通过分享经验和做法能为大家提供借鉴,努力开创课程思政育人新局面。课程思政不仅是教师职责所在,更关系到国家的长治久安,任重而道远,编审委员会期待与全体教师并肩前行,为培养合格的中医药人才尽一份力。

在此感谢一线教师在课堂教学过程中对"课程思政"的探索与创新,感谢学校领导、编委会成员、出版社在书稿编写过程中给予的大力支持与配合。由于创新较难、经验不足、可借鉴的研究成果不多等原因,本套教材难免有不足之处,还需要在教学实践中不断总结与提高,敬请同行专家提出宝贵经验,以便再版时修订提高。

编审委员会

2024 年 10 月

# 前言

"高校立身之本在于立德树人。"习近平总书记在全国高校思想政治工作会议上指出:"思想政治理论课要坚持在改进中加强,提升思想政治教育亲和力和针对性,满足学生成长发展需求和期待,其他各门课都要守好一段渠、种好责任田,使各类课程与思想政治理论课同向同行,形成协同效应。"本书以教育部《高等学校课程思政建设指导纲要》、河南省《关于推进本科高校课程思政建设的指导意见》和河南中医药大学《全面推进课程思政建设工作方案》为指导思想进行编写。

本书分为三部分,第一部分是导论,包含课程简介、思政元素解读、课程思政矩阵图。第二部分是正文,参照全国中医药行业高等教育"十四五"规划教材、全国高等中医药院校规划教材《内经选读》编写次序,分为概论、哲学思想、藏象、经络、病因病机、病证、诊法、论治、摄生共九章。每章设有教学目标、相关知识板块的思政元素分析、案例(包含案例反映的教学内容、思政融入点及理念分析、教学设计与实施过程、教学效果等内容)。第三部分是附录,介绍了内经选读课程思政教学改革经验做法,列举了课程思政相关研究成果。本书结合时代背景和社会需求,探讨《内经》的思想内涵和价值意义,旨在培养学生的中华文化自信和社会主义核心价值观,激发学生的爱国情怀,培养学生的科学精神和创新能力,提高学生的人文关怀和职业道德,塑造学生的个人素养和专业技能,培养一批既有扎实的医学知识,又有高尚的医德品质的中医药学优秀人才。本书以思政教育为导向,以中医药学为载体,以学生为中心,以实践为基础,以创新为动力,力求达到教学相长、如盐入汤、润物无声的育人效果。

本书为河南省本科高校课程思政样板课程(内经选读)、河南省职业教育和继续教育课程思政示范课程(内经)、河南省本科高校课程思政教学团队(中医经典课程群课程思政教学团队)的主要建设与研究成果。本书收录了河南中医药大学课程思政建设的阶段性成果,包括教学设计与实施、教学效果与反思等方面的课程思政建设案例,以及与《黄帝内经》相关的课程思政素材,如文献资料、名家名篇、历史故事、人物传记等,为内经选读课程思政建设提供了丰富的参考和借鉴。作为省级课程思政样板课程,我们将与时俱进,不断更新迭代课程思政素材,助力内经选读课程思政建设实现高质量、可持续、有效育人的目标。

本书的编写和出版得到了河南中医药大学内经教研室全体同仁、教务处的支持和帮助,凝结了编写团队的智慧和辛苦劳动,书中引用的诸多网络资源未能逐一注明来源,特此致以诚挚的谢意!本书是思想政治教育与内经选读教学深度融合的首次探索,书中难免存在不足与疏漏,敬请广大读者批评指正。

编者<br>
2024 年 7 月

# 目录

导论 …………………………………………………………… 001
## 第一章　概论 …………………………………………………… 006
　　案例一　《内经》与医经七家 ………………………………… 007
　　案例二　惊者平之 …………………………………………… 008
## 第二章　哲学思想 ……………………………………………… 010
　　案例一　气机的升降出入 …………………………………… 011
　　案例二　一阴一阳谓之道 …………………………………… 014
　　案例三　阴阳和谐 …………………………………………… 017
　　案例四　阴阳转化 …………………………………………… 019
　　案例五　阴阳调和的养生观 ………………………………… 021
　　案例六　五行的生克制化 …………………………………… 023
## 第三章　藏象 …………………………………………………… 026
　　案例一　主明则下安 ………………………………………… 027
　　案例二　脾病而四肢不用 …………………………………… 031
　　案例三　夺血者无汗，夺汗者无血 ………………………… 033
　　案例四　魄门亦为五脏使 …………………………………… 036
　　案例五　权衡以平，气口成寸，以决死生 ………………… 039
## 第四章　经络 …………………………………………………… 042
　　案例一　十二经脉循行 ……………………………………… 042
　　案例二　胆经病马刀侠瘿汗出振寒 ………………………… 044
## 第五章　病因病机 ……………………………………………… 047
　　案例一　煎厥与薄厥 ………………………………………… 048
　　案例二　生病起于过用 ……………………………………… 051

|  |  |  |
|---|---|---|
| 案例三 | 因加而发 | 054 |
| 案例四 | 两虚相得 | 056 |
| 案例五 | 同病异治与异病同治 | 058 |
| 案例六 | 旦慧昼安夕加夜甚 | 060 |

## 第六章 病证 … 063

| 案例一 | 《素问·热论》六经分证与《伤寒论》 | 064 |
|---|---|---|
| 案例二 | 林黛玉的咳疾 | 069 |
| 案例三 | 困扰曹操的"头风"之疾 | 072 |
| 案例四 | 痹证 | 075 |
| 案例五 | 水病 | 079 |

## 第七章 诊法 … 083

| 案例一 | 诊有大方 | 084 |
|---|---|---|
| 案例二 | 道无鬼神 | 088 |
| 案例三 | 医有五过 | 092 |

## 第八章 论治 … 096

| 案例一 | 道法自然 | 097 |
|---|---|---|
| 案例二 | 异法方宜 | 100 |
| 案例三 | 因势利导 | 103 |

## 第九章 摄生 … 107

| 案例一 | 先天精气与人之寿夭 | 108 |
|---|---|---|
| 案例二 | 精神内守,病安从来 | 110 |
| 案例三 | "治未病"思想 | 113 |
| 案例四 | 寒温中适的食养观 | 115 |

**附录** … 118

**参考文献** … 123

# 导 论

## 一、课程简介

《黄帝内经》(简称《内经》)是我国现存最早的一部医学典籍,它比较全面地阐述了中医学的理论体系、学术思想和思维方法,不仅对中医学术发展产生深远的影响,而且至今仍有学术研究和临床指导的重要价值,是学习中医学的必读之本。《内经选读》选取原著中理论意义大、指导实践作用突出的篇节组成,包括概论、原文导读、附录三部分内容。

本课程是中医学专业理论基础课。本课程的教学目的是:通过对原著的学习,使学生进一步系统地掌握中医学基础理论、基本知识,熟悉《黄帝内经》的学术思想、理论体系的学术特点及思维方法;了解《内经》的研究方法,培养学生研读古典医籍的能力,为其今后开展中医学的研究和临床工作打下扎实的基础。本课程的教学采取课堂讲授为主,用引导式、启发式、讨论式、案例式等教学方法与学生自学相结合,注重培养学生分析和解决问题的能力。课堂讲授注重理论的系统性、概念的准确性、理论与实践相结合的原则。

在古代哲学思想影响与古代自然科学的渗透下,《黄帝内经》学术体系得以形成,中医学得到了发展。在中医经典教学中融入课程思政建设,不仅有助于提升学生的中医药文化自信,还有助于中医专业课程的学习;专业知识学习与医德医风无痕融合,达到显性教育与隐性教育有机结合以及知识、能力与情感目标的有机融合。因而,在中医经典课程中融入课程思政是非常必要的。

## 二、思政元素解读

内经选读课程思政立足于"以文化人,厚重基础;以德育人,素养为魂;以医砺人,以术彰业"的建设理念,以"根植爱国情怀,坚定社会主义道路;坚定文化自信,传承中医药理论精华;推动守正创新,培育崇尚科学的精神;重视以人为本,树立大医精诚的理念;倡治未病理论,培养防微杜渐的思想;树和谐共生观,养成健康的生活方式;拓展国际视野,增强民族自豪感"为思政核心融入点,以培养既有扎实医学科学专业技能,更具备医学人文素质、高尚医德的"德术兼备"中医药学优秀人才为育人目标。

本课程思政教育的融入点主要分为七个方面,分布在课程全部章节中。

第一,根植爱国情怀,坚定社会主义道路。

《内经》认为发病的机理主要取决于正气与邪气斗争的胜负结果。"两实相逢,众人肉坚",为正气充足,邪气不犯,故机体不发病;若"两虚相得,乃客其形",则为正气不足难以抗拒病邪而发病。以毛主席"避实击虚"巧退敌的例子说明了"两虚相得"发病的知识要点,不仅有助于学生深入理解发病的机理,还提醒大家在今天和平的年代,要珍惜这来之不易的国泰民安的大好局面,根植爱国情怀。

《素问·至真要大论》"病机十九条"是《内经》的重点内容,不仅要学生理解每条病机背后的理论机制,同时还要培养学生"同病异治与异病同治"辨证思维。中国特色社会主义是中国共产党对现阶段纲领的概括,其科学含义是马克思主义的中国化,走适合中国特点的道路,即一方面要坚持马克思主义的基本原理,走社会主义道路;另一方面必须从中国的实际出发,不照抄、照搬别国经验、模式,而是走具有中国特色的道路。国家的发展和中医"同病异治"有相似之处,在国家建设中,虽然我国与别国秉持相同目标——发展,但我国的发展现状不同,因此应立足基本国情进行"异治",达到侧重性发展的目的。坚定不移地走中国特色社会主义道路,才能不断地促进中国的发展。坚定中国特色社会主义自信,更好地为全面建成小康社会、实现民族复兴中国梦而奋斗。

第二,坚定文化自信,传承中医药理论精华。

精气学说、阴阳学说、五行学说建构了中医学的理论体系,这些理论蕴含了丰富的中医药文化精髓。如阴阳对立统一、阴阳转化、五行生克制化等无不是蕴含了丰富的哲学思辨精神。《内经》三大特点中的整体观、运动变化观、重道轻器观,作为中医药文化的核心内涵,一直以来作为主导构建、发展与完善了中医药理论体系。传承与弘扬中医药,就必须在大学生心中深深植入传统中医药的哲学思辨精神。如《素问·刺禁论》有"肝生于左,肺藏于右"。部分同学对经文不理解,甚至觉得经文不科学。教学团队从民国时期余云岫等人用此句经文批判中医,认为中医不懂解剖、不科学讲起,不仅让同学们深刻理解了"以肝、肺脏气及运行而言,肝气从左升,肺气从右降,合天地之气东升西降之意。"同时也让同学们理解了中医理论的重道轻器观,实现了情感价值目标、知识目标的共同提升,有助于培养学生中医思维。再如,很多文学作品中蕴含丰富的中医药理论和知识,通过耳熟能详的文学作品中的人物或事件举例能加深同学们对深奥的中医理论的理解。中华优秀的传统文化是中医药的根和魂,给中医药提供了充足的养分,中医药才能长成参天大树。国医大师裘沛然曾谓:医学是小道,文化是大道,大道通,小道易通。鼓励同学们多阅读中国古典文献,有助于《内经》及中医的学习,坚定文化自信。

第三,推动守正创新,培育崇尚科学的精神。

"师于古而不拘泥于古,师其意而不师其迹"。中医药之所以能够历经几千年而生生不息就在于历代医家在做好继承古人经验的同时没有一刻停下创新的脚步。《素问·五脏别论》提出"魄门亦为五脏使",通过经典病例延伸出传统与现代相结合的"脑-肠轴"理论,现代研究热点的肠道菌群与脑功能的双向调节作用;从《素问·脉要精微论》中"春应中规、夏应中矩、秋应中衡、冬应中权"及"如盘走珠""如风吹毛""如按琴弦"等传统诊脉,到今天的中医太空舱、结合现代信息化技术等诊断前沿的发展,分子影像学技术开展经络的可视化研究等;《素问·生气通天论》中"煎厥和薄厥"的病机与肝肾密切相关,煎厥的发病与现代医学中下丘脑-垂体-肾上腺轴(HPA)的失调有没有关系,薄厥发病与中枢皮层、边缘系统、HPA轴等多个脑区的关系是什么？学生通过知网、SCI-hub等查阅最新研究进展。从古到今,中医药从来不乏创新,鼓励同学们牢记习近平总书记的告诫"做好守正创新、传承发展工作,积极推进中医药科研和创新",将中医理论与现代研究相结合,推动中医药发扬光大。

《素问·天元纪大论》曰:"太虚寥廓,肇基化元,万物资始,五运终天,布气真灵,揔统坤元,九星悬朗,七曜周旋,曰阴曰阳,曰柔曰刚,幽显既位,寒暑弛张,生生化化,品物咸章。"元气,是万物化生的本源,树立了科学的发展观与无神论的思想。上古时期巫医不分,中医学坚决与巫分道扬镳。《内经》指出"拘于鬼神者,不可与言至德"的观点。这在当时的社会环境下,是非常难能可贵的,与我们今天所提出的"崇尚科学"是完全契合的。

第四,重视以人为本,树立大医精诚的理念。

通过2020年《开学第一课》,讲述疫情防控期间,国家花费大量人力、物力抢救患者,引出人的生命是最宝贵的,正如《素问·宝命全形论》曰"天覆地载,万物悉备,莫贵于人,人以天地之气生,四时之法成"。引导学生深入理解《素问·汤液醪醴论》"病为本,工为标,标本不得,邪气不服"中"标"和"本"的关系。培养医学生敬畏生命、尊重生命以及临床诊断治疗中重视"以人为本"的人文精神与大医情怀。

以孙思邈《大医精诚》为切入点,结合《素问·疏五过论》《素问·征四失论》内涵。通过这种人文关怀,倡导医之四德,医生要有"医者仁心"的思想,体会患者疾苦,培养医学生的人文精神与大医情怀。《内经》提倡言传身教相结合的指导,深入阐述如何处理医患关系问题,对于提高学生处理医患关系的技巧训练大有裨益。在发展中医学术、修树医家德行的今天,学习《内经》具有重要的现实意义。传统医德认为"医乃仁术",所以"医术"的善与恶必须由"仁心"来驾驭,也就是孙思邈所强调的"大医精诚",作为医学生要有时刻为患者着想的大医情怀。

第五,倡治未病理论,培养防微杜渐的思想。

《黄帝内经》十分强调疾病的早期预防、早期诊断治疗的重要性。如《素问·阴阳应象大论》:"故善治者治皮毛,其次治肌肤,其次治筋脉,其次治六腑,其次治五藏。治五藏者,半死半生也。"《素问·四气调神大论》提出"是故圣人不治已病治未病,不治已乱治未乱,此之谓也。夫病已成而后药之,乱已成而后治之,譬犹渴而穿井,斗而铸锥,不亦晚乎？"疾病的预防治疗是如此,学生的学术品格的养成也是如此。当今社会,数据造假、论文抄袭等学术不端行为屡禁不止,我们要以中医治未病思想来教育医学生防微杜渐,这对于学术不端、党性不纯思想有早发现、早预防、早改正的作用。通过《扁鹊见蔡桓公》《扁鹊三兄弟》等故事及"习近平总书记对广大党员防微杜渐等告诫",带领同学们参观治未病廉洁教育中心等红色教育基地,理论教学与实践教学相结合,教导学生防微杜渐,预防学术不端等思想。

第六,树立和谐共生观,养成健康的生活方式。

《素问·五常政大论》在讲解"化不可代、时不可违"时,通过"治大国,若烹小鲜"及"一个医生的墓志铭"引导学生树立尊重自然规律及树立人与自然和谐发展的社会主义核心价值观。通过课堂讨论为什么习近平总书记说"绿水青山就是金山银山"?从《素问·五常政大论》《素问·宝命全形论》所述角度促进学生理解,引导学生深入思考"化不可代、时不可违"所提倡的自然的造化之力不可以人力代之,四时的生长收藏也非人力之所为。人生于天地间,因而要与自然和谐共处,这与社会主义核心价值观中的"和谐"是一致的。

煎厥、薄厥的病因与生活方式密切相关,不良的生活方式,尤其是过劳及情志过激与很多疾病息息相关。因而,《素问·经脉别论》提出"春秋冬夏,四时阴阳,生病起于过用,此为常也。"引导学生讨论"生病起于过用"的临床意义是什么?通过讨论明确建立适度、自然、和谐养生观的重要性。如《素问·上古天真论》"上古之人,其知道者,法于阴阳,和于术数,食饮有节,起居有常,不妄作劳,故能形与神俱,而尽终其天年,度百岁乃去。虚邪贼风,避之有时,恬惔虚无,真气从之,精神内守,病安从来?故美其食,任其服,乐其俗,高下不相慕,其民故曰朴。"教学团队通过生活事件和临床病例导入,讲解养生的重要性,引导同学们养成健康的生活方式和良好的作息习惯,才能更好地学习和工作,健康长寿,真正做到清华大学所提出的"为祖国健康工作五十年"的目标。同时,引入河南农业大学教授王泽霖的事迹,王教授平生节俭质朴,住在几十年的旧楼里,每日骑着电动车往返于新老校区,却能将亿万身家挥手全捐。在河南农业大学一百二十年校庆之时,他将个人的河南省科学技术杰出贡献奖300万元捐给学校,用于支持学校人才培养和科研创新工作。案例引入不仅有助于同学们深入理解"美其食,任其服"的含义,还提升到追求学业和崇高理想,为中医药努力奋斗的远大目标。

第七,拓展国际视野,增强民族自豪感。

《内经》系统总结了经络学说,并将针灸疗法广泛运用于各种疾病的治疗当中,从而被认为是中国的"第五大发明"。作为世界非物质文化遗产的代表,针灸疗法是根植于中华传统中医文化土壤里的一种传统诊疗手段,其全球传播的范围之广、国际化成熟度之高是中华传统文化中的佼佼者,成为中国文化在世界范围内传播的重要使者和窗口。通过展示中医针灸在海外的传播发展历程及现状,说明中医针灸的全球传播迎来了一个难得的历史机遇,拓展学生的国际人文视野,树立民族自豪感,增强中医文化自信。

《灵枢·厥病》篇将头痛分为厥头痛、真头痛,以历史著名人物曹操为例,通过《三国演义》及相关史料《三国志》等的记载,探求曹操"头风"的病因病机。引用《三国演义》中华佗为曹操"头风"拟订的开颅手术方案、其发明的最早麻醉剂"麻沸散",这些都反映了华佗的医学智慧和创新精神,从中我们可以感受到古人的医学成就,增强民族自信心和自豪感。

## 三、课程思政矩阵图

| 序号 | 课程内容 | 政治认同 | | | 社会主义核心价值观 | | | 家国情怀 | | | 科学精神 | | | | 中医传统 | | | | 人文关怀 | | 职业道德 | | | | 传承创新 | | | 个人素养 | | |
|---|---|---|---|---|---|---|---|---|---|---|---|---|---|---|---|---|---|---|---|---|---|---|---|---|---|---|---|---|---|---|
| | | 共产党领导 | 理想信念 | 政治认同 | 和谐 | 诚信 | 敬业 | 爱国主义 | 民族复兴 | 服务人民 | 严谨求实 | 唯物主义 | 思辨精神 | 勇于探索 | 中医思维 | 治未病 | 过者为害 | 文化自信 | 大医精诚 | 人文关怀 | 诊疗规范 | 言行严谨 | 知医理 | 晓人事 | 传承精华 | 守正创新 | 国际视野 | 良好生活方式 | 心理健康 | 人生观 |
| 1 | 第一章 概论 | ● | | | | | | | | | | | | | | | | | | | | | | | ● | ● | | | | |
| 2 | 第二章 哲学思想 | ● | | ● | | | | | | | | ● | | | ● | | | | | | | | | | | ● | | | ● | ● |
| 3 | 第三章 藏象 | | | ● | ● | | | | | | | ● | ● | | | | | ● | | | | | | | | ● | | | | |
| 4 | 第四章 经络 | | | | ● | | | | ● | | | | | | | | | ● | ● | | | | | | | | | | | |
| 5 | 第五章 病因病机 | | | | ● | | | ● | | | ● | | | | ● | | | ● | | | | | | | | | | ● | ● | ● |
| 6 | 第六章 病证 | | | | ● | | | | | | | | ● | ● | | | | ● | | | | | | | | ● | ● | ● | | |
| 7 | 第七章 诊法 | | | | | ● | | | | ● | | ● | | | | | | | ● | ● | ● | ● | ● | ● | ● | ● | | | | |
| 8 | 第八章 论治 | | | | | ● | | | | | ● | | | | ● | ● | | | | ● | | | | | | ● | | ● | ● | ● |
| 9 | 第九章 摄生 | | | | | | ● | | ● | | | ● | ● | | | ● | | ● | | | | | | | | ● | | ● | ● | ● |

# 第一章 概 论

《内经》是我国现存文献中最早的一部医学典籍,它比较全面地论述了中医学的思维方法、理论原则和学术思想,构建了中医学理论体系的框架,为中医学的发展奠定了基础。《内经》所揭示的生命活动规律及其思维方式,对当代以及未来生命科学的研究和发展也有一定的启示。

## 一、教学目标

1. *知识目标* 掌握《内经》的作者与成书年代,了解《内经》的流传定稿情况、书名含义、注家注本及校勘训诂;了解《内经》理论体系的形成发展及建构方法,掌握《内经》理论体系的学术特征;了解《内经》的重要地位与研读要领。

2. *能力目标* 理解《内经》象思维与辨证思维,培养学生运用象思维、辨证思维解决临床实际问题的能力。

3. *思政目标* 增强对中医药和中华优秀传统文化的兴趣和热爱;加强中医思维、守正创新精神培养,巩固中医专业精神。

## 二、相关知识板块的思政元素分析

1. *重视文化传承* 通过医经七家的讲解,到《内经》是我国现存文献中最早的一部医学典籍,延伸到世界读书日活动,引导学生多读书、读好书,重视文化传承。

2. *培养守正创新精神* 通过对《素问·至真要大论》"惊者平之"历代医家的解释及金元四大家张从正的案例及理论,培养学生守正创新精神。

## 案例一  《内经》与医经七家

### 一、案例

【案例介绍】

**"世界读书日"活动**

1995年11月15日,联合国教科文组织作出决议,将每年的4月23日定为"世界图书和版权日",这一天各地的书店都悬挂出醒目的庆祝标志——一本打开的书,中间是一颗心。设立"世界读书日"的目的是鼓励人们尤其是年轻人发现读书的乐趣,并对那些推动人类文化进步的人们所做出的伟大贡献表示感谢。

【案例反映的教学内容】

《汉书·艺文志》所载书目,医经七家就有《黄帝内经》《黄帝外经》《扁鹊内经》《扁鹊外经》《白氏内经》《白氏外经》《旁篇》,其他六家医书都已亡佚,只有《黄帝内经》得以保存下来。《内经》所引的古医书如《阴阳》《奇恒》《揆度》《从容》《五中》《脉要》《上经》《下经》等书籍亦均已亡佚。

【思政融入点及理念分析】

**重视文化传承**

从医经七家到《内经》流传定稿,最终《内经》得以完整保存下来,承无数先贤的不懈努力,同学们才能有机会学习这部经典著作,鼓励学生学好经典。"世界读书日"设立目的在于重视书籍与阅读,读书是一种文化的传承和推广,人类的阅读史也是人类文明的发展史。书是人类进步的阶梯,我们要把人类的文明与成果发扬光大,勉励同学们多读书、读好书。

### 二、教学设计与实施过程

1. 演示讲授法  通过医经七家到《内经》流传定稿的讲解,"世界读书日"图片展示等,帮助学生了解相关内容,使同学们认识到书籍流传到今天的不易,鼓励同学们学好《内经》等经典。

2. 讨论法  引导同学们在深入思考的基础上,讨论现在同学们所见《黄帝外经》与《汉书·艺文志》所载真正《黄帝外经》的区别,进一步深化中医药传承与发展。

### 三、教学效果

1. 教学目标达成度  注重思政目标与知识、能力的有机结合。围绕《内经》的流传定稿进行讲授与展示,既满足了同学们对知识的掌握与渴求,又达到了激励同学们学好经典、多阅读的目的。

2. 教师的反思　教学既是技术,又是一门艺术。教师要多探索融入角度与融入路径,总结本节教学内容与方法的优势和不足,结合学生的参与度、接受度、反映度,进一步调整教学设计方案,结合更合适本节案例的教学方法,真正达到"润物细无声"的效果。

3. 学生的反馈　通过"世界读书日"引入,形象生动,内容丰富,能调动学生情绪,激发学生对《内经》的学习兴趣,爱上书籍、爱上阅读。

# 案例二　惊者平之

## 一、案例

【案例介绍】

### 张子和"习以平惊"治晕厥

卫得新之妻,旅中宿于楼上,夜值盗劫人烧舍,惊坠床下。自后每闻有响,则惊倒不知人,家人蹑足而行,莫敢冒触有声,岁余不痊。诸医作心病治之,人参、珍珠及定志丸皆无效。张见而断之曰:"惊者为阳,从外而入;恐者为阴,从内出也,惊者谓自不知故也;恐者自知也。足少阳胆经属肝木,胆者敢也,惊怕则伤胆矣"。乃命二侍女执其两手,按高椅之上,当面前置一小几。张曰:"娘子,当视此。"一木猛击之,其妇大惊。张曰:"我以木击之,何以惊乎?"伺少定,击之,惊也缓。又斯须,连击三五次。又以杖击门,又遣人击背后之窗。徐徐惊定而笑曰:"是何治法?"张曰:"《内经》云:惊者平之。平者常也,平常见之必无惊。"是夜,使人击门窗,自夕达曙。夫惊者,神上越也,从下击之,使其下视,所以收神也。一二日,虽闻雷亦不惊。(《儒门事亲》)

【案例反映的教学内容】

《素问·至真要大论》说:"惊者平之。"历代医家对此多采用"镇惊、安神、定志"的治疗原则,而张子和却独树一帜提出"平谓平常也。夫惊以其忽然而遇之也,使习见习闻则不惊矣",从而明确提出"惟习可以治惊",巧妙地把致病原因转化成治疗手段,并将其运用于临床,因而从理论与实践上均发展了《内经》的学术思想。

【思政融入点及理念分析】

### 培养守正创新精神

此案的患者是恐惧障碍,因过受惊恐所致。张子和对患者做了一系列击茶几、击门窗动作,使患者习惯了这种声音,不再对其感到恐惧,达到治疗的效果。《素问·至真要大论》提出"惊者平之"的治法,历代医家多用镇静安神的朱砂安神丸治疗,金元四大家的张子和却创新性提出"习以平惊",不仅有治疗成功的临床案例,还创新发展了中医理论与学说,丰富了中医治则治法理论及情志学说。

经典理论我们既要传承,又要大胆创新,这样才能更好地促进中医发扬光大,才能使中医理论在新时代更好地焕发新的光彩。

## 二、教学设计与实施过程

1. 演示讲授法  学习《内经》要重视内经与临床的结合,经典理论归根结底是为了更好地指导临床,提高临床疗效,通过这部分讲解,让学生意识到理论对临床的指导意义。

2. 案例法  同学们通过学习张子和"习以平惊"治疗晕厥这一经典案例,有助于提高创新思维和中医思辨能力,加深对治则治法的理解。

## 三、教学效果

1. 教学目标达成度  注重思政目标与知识、能力的有机结合。通过《素问·至真要大论》"惊者平之"治法的讲解及案例展示,既满足了同学们对知识的掌握与渴求,又达到了激励同学们守正创新的思政目标。

2. 教师的反思  教学既是技术,又是一门艺术。教师要多搜集与教学内容相关的课程思政点,总结本节教学内容与方法的优势和不足,结合学生的参与度、接受度、反映度,进一步调整教学设计方案。

3. 学生的反馈  通过张子和"习以平惊"治疗晕厥案例引入,形象生动,内容丰富,能调动学生情绪,激发学生对经典学习的热爱,引导学生注重守正创新。

# 第二章　哲学思想

中国古代哲学在人类思想发展史上有突出贡献,对中医药学发展也有着深远的影响。先秦两汉时期形成的精气、阴阳五行学说,是当时先进思想文化的代表。构架于此时的《内经》理论体系深受古代哲学思想的影响。

## 一、教学目标

1. **知识目标**　掌握气的升降理论、阴阳的可分性。熟悉天人合一的哲学观、熟悉"伏邪发病"的机理、"耐冬不耐夏"与"耐夏不耐冬"的机理。了解阴阳学说是宇宙万物运动变化的总规律;了解天地五气五味供养人体、维持生命活动的基本理论。

2. **能力目标**　本章通过《素问·阴阳应象大论》《素问·六元正纪大论》《素问·六微旨大论》等原文学习,培养学生研读古典医籍的能力。掌握阴阳学说、五行学说在医学上的具体运用,掌握亢害承制的调节机制,建立和完善中医思维方式,具备较强的中医思维能力。

3. **思政目标**　引导学生树立正确的唯物主义与科学发展观;通过阴阳对立统一、五行生克制化讲解等有助于培养学生哲学思辨精神;培养学生建立"上善若水,无为守常"的处事、养生观;培养学生守正创新精神。

## 二、相关知识板块的思政元素分析

1. **唯物主义生命观和发病观**　通过"庄子妻死鼓盆而歌""滑介叔不恶肘生柳""小大之辩"等,说明生命的本质不过是气之聚散,故庄子"鼓盆而歌"淡然面对妻子的死亡。滑介叔不惧怕瘤子,认为瘤子正如尘埃一样聚而成形,散而无物。《庄子》对于生命的认识和疾病的论述体现了《内经》中的"气机生化"理论。

2. **"上善若水,无为守常"的处事观和"阴阳和谐"的养生观**　通过《庄子·逍遥游》中"宋荣子淡然处事,列御寇御风而行",说明列子之所以能达到这种境界是因为他顺应天地间气机生化的规律,知道气机生化虽有大小远近之别,但贵在常守。通过《庄子·养生主》中庖丁解牛的故事,认识"明乎七损八益,法于阴阳之道"的阴阳和谐养生观。

3. **哲学思辨精神** 通过阴阳对立统一、五行生克制化讲解等有助于培养学生"阴阳的基本概念和其广泛性""阴阳转化的动态变化""阳主阴从的贵阳思想""阴阳转化思维""五行的亢害承制理论"等哲学思辨精神。

4. **守正创新精神** 通过《素问·阴阳应象大论》"阳化气、阴成形"及《素问·五运行大论》"亢则害,承乃制"思维观念的深入思考,延伸当前肿瘤的现代研究进展,培养守正创新精神。

5. **中华传统文化自信与文化认同感** 引用《庄子》《论语》《淮南子》等诸子百家及《红楼梦》等传统文化名著阐释说明,深入了解《内经》相关哲学思想,加深学生对中华传统文化的自信,培养文化认同感。

# 案例一 气机的升降出入

## 一、案例

【原文】

岐伯曰:成败倚伏生乎动,动而不已,则变作矣。

帝曰:有期乎?

岐伯曰:不生不化,静之期也。

帝曰:不生化乎?

岐伯曰:出入废则神机化灭,升降息则气立孤危。故非出入,则无以生长壮老已;非升降,则无以生长化收藏。是以升降出入,无器不有。故器者生化之宇,器散则分之,生化息矣。故无不出入,无不升降。化有小大,期有近远,四者之有,而贵常守,反常则灾害至矣。(《素问·六微旨大论》)

【案例介绍】

1. 庄子对生命本质的认识

(1)庄子妻死鼓盆而歌 庄子妻死,惠子吊之,庄子则方箕踞鼓盆而歌。惠子曰:"与人居,长子老身,死不哭亦足矣,又鼓盆而歌,不亦甚乎!"庄子曰:"不然。是其始死也,我独何能无概然!察其始而本无生,非徒无生也而本无形,非徒无形也而本无气。杂乎芒芴之间,变而有气,气变而有形,形变而有生,今又变而之死,是相与为春秋冬夏四时行也。人且偃然寝于巨室,而我噭噭然随而哭之,自以为不通乎命,故止也"。(《庄子·至乐》)

(2)滑介叔不恶肘生柳 支离叔与滑介叔观于冥伯之丘、昆仑之虚,黄帝之所休。俄而柳生其左肘,其意蹶蹶然恶之。支离叔曰:"子恶之乎?"滑介叔曰:"亡,予何恶!生者,假借也;假之而生生者,尘垢也。死生为昼夜。且吾与子观化而化及我,我又何恶焉!"(《庄子·至乐》)

2. 庄子眼中的"小大之辩" 小知不及大知,小年不及大年。奚以知其然也?朝菌不知晦朔,蟪蛄不知春秋,此小年也。楚之南有冥灵者,以五百岁为春,五百岁为秋。上古有大椿者,以八千岁为春,八千岁为秋,此大年也。而彭祖乃今以久特闻,众人匹之。不亦悲乎!汤之问棘也是已。穷发之北有冥海者,天池也。有鱼焉,其广数千里,未有知其修者,其名为鲲。有鸟焉,其名为鹏。背若泰山,翼若垂天之云。抟扶摇羊角而上者九万里,绝云气,负青天,然后图南,且适南冥也。斥鴳笑之曰:"彼且奚适也?我腾跃而上,不过数仞而下,翱翔蓬蒿之间,此亦飞之至也。而彼且奚适也?"此小大之辩也。(《庄子·逍遥游》)

3. 宋荣子淡然处事,列御寇御风而行 故夫知效一官,行比一乡,德合一君而征一国者,其自视也,亦若此矣。而宋荣子犹然笑之。且举世而誉之而不加劝,举世非之而不加沮,定乎内外之分,辩乎荣辱之境,斯已矣。彼其于世,未数数然也。虽然,犹有未树也。夫列子御风而行,泠然善也。旬有五日而后反。彼于致福者,未数数然也。此虽免乎行,犹有所待者也。若夫乘天地之正,而御六气之辩,以游无穷者,彼且恶乎待哉?故曰:至人无己,神人无功,圣人无名。(《庄子·逍遥游》)

【案例反映的教学内容】

1."气机生化"的唯物主义生命观和发病观 庄子认为生命的本质终始是"杂乎芒芴"的混沌元气的聚散。生命的本质不过是气之聚散,故"鼓盆而歌"淡然面对妻子的死亡。滑介叔不惧怕瘤子,认为瘤子正如尘埃一样聚而成形,散而无物。《庄子》对于生命的认识和疾病的论述体现了《内经》中的"气机生化"理论。"气机生化"理论认为任何物质的形成都是气的聚散,正如《素问·六微旨大论》所云:"故器者生化之宇,器散则分之,生化息矣"。

2."小大之辩"中生化大小的思辨观 "朝菌不知晦朔,蟪蛄不知春秋。"朝菌、蟪蛄、冥灵、大椿生化之所以各有不同,是因为万物皆由气之聚散而生化,生命无时无刻都有气之升降出入,但是聚散有小大之别,生化有远近之期。这便是《素问·六微旨大论》中说的"化有小大,期有近远"。

3."四者之有,而贵常守"的重要性 《素问·六微旨大论》曰"四者之有,而贵常守",指的是升降出入要维持其固有的规律,与道相合,顺应天地阴阳四时的变化,假如违反了这个规律,人体就会生病。

【思政融入点及理念分析】

1.唯物主义生命观和发病观 庄子妻死,他却"鼓盆而歌",不是不爱妻子,而是看透了生命的本质。生命的形成原来是在"杂乎芒芴"的混沌状态下产生了元气,元气聚而有形,形聚而有生。现又从生到死,有形散而为元气,元气复归于"杂乎芒芴"的混沌状态。由生至死,气之生化,聚而生,散而死,正如四季之生长化收藏。正如《素问·六微旨大论》所谓"故器者生化之宇,器散则分之,生化息矣"的问题,即形之物,都具有升降出入之气。因此有形之物,是生化的所在。如果形体解散,生化也就熄灭了。也就是说"任何有形之物都是气机的生化形成的,任何物体都有气的升降出入,有形之物是气机生化的载体,形体解散则生化熄灭。"

滑介叔的左肘上长出了一个瘤子,支离叔感到十分吃惊并且厌恶。而滑介叔却认为它作为有形的实体,不过是借助外物凑合而成。滑介叔认为一切假借他物而生成的东西,就像是灰土微粒一时间的聚合和积累。既已看透了生命不过如昼夜之交替,滑介叔连死亡都不惧怕更何况瘤子呢?瘤子正如尘埃一样聚而成形,散而无物。正如《素问·六微旨大论》所言:"故非出入,则无以生长壮老已;非升降,则无以生长化收藏。"瘤子的形成是气机的升降出入聚散而成,生命亦是由阴阳二气升降出入聚散而成。如果其阴阳升降停止,那么其活力也就立即萎顿。因此说没有气的出入,就不可能由生、而长、而壮、而老、而死亡;没有升降,也就不能由生、而长、而开花、而结实、而收藏。气机升降出入,生命随之生长壮老已,恰如四季的生长化收藏,亦如昼夜之更替、寒暑之往来。

通过以上两则故事学习,引导学生深入理解"气机生化"的唯物主义生命观和发病观。

2."小大之辩"中生化大小的思辨观　朝菌不知昼夜交替,蟪蛄不知春秋变化,这些都是寿命短的生命。楚南有一种叫冥灵的树,以八千岁为一个季节变化;上古时有以八千岁为一个季节变化的树,名为大椿,这些都是寿命长的生命。即使是最长寿的彭祖也才活了八百岁,与大椿相比亦如"不知晦朔之春秋";与冥灵相比则如"不知春秋之蟪蛄"。鲲的宽度有数千里,游于南冥天池;鹏的背如泰山,乘风可上九千里。而斥鷃腾跃起飞,不过几丈高,只能在蓬蒿之间飞来飞去。可见朝菌、蟪蛄、彭祖、冥灵、大椿寿命的长短的不同。鲲、鹏、斥鷃亦有小大的分别,这便是《素问·六微旨大论》中说的:"化有小大,期有近远"。引导学生深入理解"小大之辩"中生化大小的思辨观及对生命本质的深层次的认识,同时激励同学们如何在有限的生命里活得更加精彩。

3."上善若水,无为守常"的处事、养生观　宋荣子这样的人,即使全社会都夸赞他,他也不会过于在意,即使所有人都非议他,他也不会为此而沮丧。宋荣子清晰地认识到自己和外物的区别,辨别荣辱的界限。虽然这样已经达到了"宠辱不惊,闲看庭前花开花落,去留无意,漫随天外云卷云舒"的境界,但仅仅是明乎"内外之分""荣辱之境",虽然认清了自己和外物的界限区别,并顺其自然、淡然处之,但是仍然有所凭。而列子内无所逐,外无所营,顺应天地的规律,与道相合,逍遥游于天地之间,无所凭借,已经达到了"恬惔虚无,真气从之,精神内守"的境界。《素问·六微旨大论》认为升降出入的存在重要的是要保持正常,假如违反了正常,就会遭到灾害。能与自然规律相融合,而同其变化,不生不化的,只有真人。逍遥游中的列子能合乎于道,故而能不受生化的限制,而逍遥游于天地,已经达到了真人的境界。引导学生培养"上善若水,无为守常"的处事、养生观。

## 二、教学设计与实施过程

1. PBL 教学法　课前布置作业,预习《素问·六微旨大论》中关于"出入废则神机化灭,升降息则气立孤危。故非出入,则无以生长壮老已;非升降,则无以生长化收藏"的经文,提出需要讨论的问题。比如"为什么升降出入运动停止,生命就会消亡?"等问题,启发学生思考。

2. 演示讲授法　通过课堂呈现经文和《庄子》几则故事的讲解,加深学生理解经文的深层次内涵,使同学们意识到唯物主义生命观和发病观等哲学理念对中医学发展的意义。

3. 讨论法　引导同学们在掌握知识目标的基础上,讨论"为什么器散则分之,生化息矣""器也即是形体,和神的辩证关系是什么"等问题,在讨论中激发思考。

### 三、教学效果

1. 教学目标达成度　注重思政目标与知识、能力的有机结合。围绕《黄帝内经》的唯物主义生命观、发病观和生化大小的思辨观开展课程思政案例融入,引导学生课前预习、课中讨论、启发思考,既满足了同学们对知识、能力的理解和掌握,又体现了思政的温度、人情味与亲和力。

2. 教师的反思　唯物主义生命观、发病观和生化大小的思辨观等不能单纯靠课堂灌输或者仅讲大道理,要让学生有感受,有思考,自己得出有价值有意义的结论,自己升华提高认识水平。如何让育人教育目标不枯燥、不生硬,对学生而言能入耳动心,还要多下功夫去设计。

3. 学生的反馈　《素问·六微旨大论》相关经文较难理解,通过《庄子》几则故事的引入,再加上同学们课堂的讨论,不仅深入理解了《内经》原文,同时也激发了大家对生命深层次的认识和思考。

## 案例二　一阴一阳谓之道

### 一、案例

【原文】

黄帝曰:阴阳者,天地之道也,万物之纲纪,变化之父母,生杀之本始,神明之府也,治病必求于本。

故积阳为天,积阴为地。阴静阳躁,阳生阴长,阳杀阴藏。阳化气,阴成形。寒极生热,热极生寒。寒气生浊,热气生清。

清气在下,则生飧泄;浊气在上,则生䐜胀。此阴阳反作,病之逆从也。(《素问·阴阳应象大论》)

【案例介绍】

**史湘云论阴阳**

翠缕道:"这荷花怎么还不开?"史湘云道:"时候没到。"翠缕道:"这也和咱们家池子里的一样,也是楼子花?"湘云道:"他们这个还不如咱们的。"翠缕道:"他们那边有棵石榴,接连四五枝,真是楼子上起楼子,这也难为他长。"史湘云道:"花草也是同人一样,气脉充足,长的就好。"翠缕把脸一扭,说道:"我不信这话。若说同人一样,我怎么不见头上又长出一个头来的人?"湘云听了,由不得一笑,说道:"我说你不用说话,你偏好说。这叫人怎么好答言?天地间都赋阴阳二气所生,或正或邪,或奇或怪,千变万化,都是阴阳顺逆。多少一生出来,人罕见的就奇,究竟理还是一样。"翠缕道:"这么说起来,从古至今,开天辟地,都是阴阳了?"湘云笑道:"糊涂东西,越说越放屁。什么'都是些阴阳',难道还有个阴阳不成!'阴''阳'两个字还只是一字,阳尽了就成阴,阴尽了就成阳,不是阴尽了又有个阳生出来,阳尽了又有个阴生出来。"翠缕道:"这糊涂死了我!什么是个阴阳,没影没形的。我只问姑娘,这阴阳是怎么个样儿?"湘云道:"阴阳可有什么样儿,不过是个气,器物赋了成形。比如天是阳,地就是阴,水是阴,火就是阳,日是阳,月就是阴。"翠缕听了,笑道:"是了,是了,我今儿可明白了。怪道人都管着日头叫'太阳'呢,算命的管着月亮叫什么'太阴星',就是这个理了。"湘云笑道:"阿弥陀佛!刚刚的明白了。"翠缕道:"这些大东西有阴阳也罢了,难道那些蚊子,虼蚤,蠓虫儿,花儿,草儿,瓦片儿,砖头儿也有阴阳不成?"湘云道:"怎么有没阴阳的呢?比如那一个树叶儿还分阴阳呢,那边向上朝阳的便是阳,这边背阴覆下的便是阴。"翠缕听了,点头笑道:"原来这样,我可明白了。只是咱们这手里的扇子,怎么是阳,怎么是阴呢?"湘云道:"这边正面就是阳,那边反面就为阴。"翠缕又点头笑了,还要拿几件东西问,因想不起个什么来,猛低头就看见湘云宫绦上系的金麒麟,便提起来问道:"姑娘,这个难道也有阴阳?"湘云道:"走兽飞禽,雄为阳,雌为阴,牝为阴,牡为阳。怎么没有呢!"翠缕道:"这是公的,到底是母的呢?"湘云道:"这连我也不知道。"翠缕道:"这也罢了,怎么东西都有阴阳,咱们人倒没有阴阳呢?"湘云照脸啐了一口道"下流东西,好生走罢!越问越问出好的来了!"翠缕笑道:"这有什么不告诉我的呢?我也知道了,不用难我。"湘云笑道:"你知道什么?"翠缕道:"姑娘是阳,我就是阴。"说着,湘云拿手帕子握着嘴,呵呵地笑起来。翠缕道:"说是了,就笑的这样了。"湘云道:"很是,很是。"翠缕道:"人规矩主子为阳,奴才为阴。我连这个大道理也不懂?"湘云笑道:"你很懂得。"

**【案例反映的教学内容】**

1. 阴阳的基本概念和其广泛性　史湘云认为阴阳有名而无形,万事万物皆可分阴阳。如日是阳,月就是阴,雄为阳,雌为阴,牝为阴,牡为阳。向上朝阳者为阳,边背阴覆下者便是阴。史湘云告诉翠缕说:"大地间都赋阴阳二气所生,或正或邪,或奇或怪,千变万化,都是阴阳顺逆。"史湘云和翠缕的对话正反映了阴阳的广泛性如《素问·阴阳应象大论》中所言:"阴阳者,天地之道也,万物之纲纪"即阴阳的道理是宇宙间的普遍规律,是一切事物的纲领。所以史湘云认为天地万事万物都赋阴阳二气所生。

2. 阴阳转化的动态变化观　史湘云告诉翠缕说:"阳尽了就成阴,阴尽了就成阳"这体现了阴阳具有能够互相转化的特点。阳极生阴,譬若夏至阳极而生一阴;阴极生阳,譬如冬至阴极而生一阳。《素问·阴阳应象大论》所谓"重阴必阳,重阳必阴""寒极生热,热极生寒"。

3. 阳主阴从的贵阳思想　翠缕道:"人规矩主子为阳,奴才为阴。我连这个大道理也不懂得?"这体现了阴阳二气中阳主阴从的特点。正如《素问·阴阳应象大论》所云:"阳生阴长,阳杀阴藏",意思是阳主萌动,阴主成长,阳主杀伐,阴主收藏。古人很早就有贵阳的思想,如《素问·生气通天论》云"阳气者,若天与日,失其所,则折寿而不彰,故天运当以日光明,是故阳因而上,卫外者也。"

【思政融入点及理念分析】

阴阳的本质及其运动变化的哲学思辨观

史湘云论阴阳,谈到天地间都赋阴阳二气所生,或正或邪,或奇或怪,千变万化,都是阴阳顺逆。关于什么是阴阳,史湘云认为阴阳不过是个气,器物赋了才成形,也就是说阴阳有名而无形。并且向翠缕解释道,大到天之日月,下至地之蚊虫,皆可分阴阳,而且往往一阴一阳相对而言。如天是阳,地就是阴,水是阴,火就是阳,日是阳,月就是阴,雄为阳,雌为阴,牝为阴,牡为阳。向上朝阳者为阳,边背阴覆下者便是阴。万事万物皆可分阴阳,数之可十,推之可百。就像《素问·阴阳应象大论》所云:"阴阳者,天地之道也,万物之纲纪"。史湘云不仅认识到万事万物皆可分阴阳,而且指出阴阳二气相互转化,阳尽了就成阴,阴尽了就成阳。即《素问·阴阳应象大论》所谓"重阴必阳,重阳必阴""寒极生热,热极生寒"。

史湘云认为主为阳,仆为阴,体现了古人贵阳的思想,阳主阴从。正如《内经》所云:"阳生阴长,阳杀阴藏",李中梓在《内经知要》中对此进一步阐释,他认为"万物皆听命于阳,而阴特为之顺承者也。阳气生旺,则阴血赖以长养。阳气衰杀,则阴血无由和调,此阴从阳之至理也"。可见阴阳二气为万物生化之父母,而二者主万物生化的过程中又有阳主阴从的内在关系,也就是李中梓所谓的"万物皆听命于阳,而阴特为之顺承者也",《内经》所谓"阳气者若天与日""阳强则寿,阳衰则夭",张介宾所谓"天之大宝只此一丸红日,人之大宝只此一息真阳"。

通过《红楼梦》中"史湘云论阴阳",引导学生深入理解"阴阳的基本特性""阴阳的本质特征""阴阳的动态变化""阳主阴从"的基本理论,培养学生建立中医哲学思辨观。

## 二、教学设计与实施过程

1. PBL教学法　课前布置作业,预习《素问·阴阳应象大论》中关于"阳生阴长,阳杀阴藏""神明之府""寒极生热,热极生寒"的经文,提出需要讨论的问题。比如"为什么说阴阳是神明之府,说明了阴阳的什么特性?""阳生阴长,阳杀阴藏,怎么理解?历代注家如何解释?"等问题,启发学生思考。

2. 演示讲授法　通过课堂呈现经文和《红楼梦》视频片段,加深学生理解阴阳的基本特性、阴阳的基本概念、阴阳学说的主要内容等,使同学们认识到阴阳学说的重要性,并能运用阴阳的相关理论解释临床及生活中相关问题和现象。

3. 讨论法　引导同学们在掌握知识目标的基础上,讨论"阳生阴长,阳杀阴藏"阳主阴从理论与"阳气者,若天与日"重阳思想的演变与区别,在讨论中激发思考。

## 三、教学效果

1. 教学目标达成度　注重思政目标与知识、能力的有机结合。围绕《素问·阴阳应象大论》"阴阳的基本特性""阴阳的本质特征""阴阳的动态变化""阳主阴从"的哲学思辨观开展课程思政案例融入,引导学生课前预习、课中讨论,启发思考,既满足了同学们对知识、能力的理解和掌握,又体现了思政的温度、人情味与亲和力。

2. 教师的反思　引入同学们熟悉,又感兴趣的古典名著等,让同学们深刻理解了阴阳的恒动观、阳主阴从重阳观等中医哲学思辨观。同时引发学生深入思考,自己得出有价值有意义的结论,自己升华提高认识水平。如何让育人教育目标不枯燥,不生硬,对学生而言能入耳动心,深感兴趣,还要多下功夫去设计。

3. 学生的反馈　通过《红楼梦》"史湘云论阴阳"视频片段的引入,形象生动,内容丰富,能调动学生情绪,激发学生对《素问·阴阳应象大论》学习的兴趣,在轻松的氛围中理解了中医哲学思辨观。

# 案例三　阴阳和谐

## 一、案例

【原文】

天有四时五行,以生长收藏,以生寒暑燥湿风。人有五藏,化五气,以生喜怒悲忧恐。故喜怒伤气,寒暑伤形。暴怒伤阴,暴喜伤阳。厥气上行,满脉去形。喜怒不节,寒暑过度,生乃不固。故重阴必阳,重阳必阴。故曰:冬伤于寒,春必温病;春伤于风,夏生飧泄;夏伤于暑,秋必痎疟;秋伤于湿,冬生咳嗽。(《素问·阴阳应象大论》)

【案例介绍】

### "阴阳和谐"与"阴阳转化"理论

1. 《中庸》中的"中和"思想　《中庸》:喜怒哀乐之未发,谓之中;发而皆中节,谓之和。中也者,天下之大本也;和也者,天下之达道也。致中和,天地位焉,万物育焉。

2. 塞翁失马焉知非福　《淮南子·人间训》:近塞上之人有善术者,马无故亡而入胡。人皆吊之,其父曰:"此何遽不为福乎?"居数月,其马将胡骏马而归。人皆贺之,其父曰:"此何遽不能为祸乎?"家富良马,其子好骑,堕而折其髀。人皆吊之,其父曰:"此何遽不为福乎?"居一年,胡人大入塞,丁壮者引弦而战。近塞之人,死者十九。此独以跛之故,父子相保。故福之为祸,祸之为福,化不可极深不可测也。

【案例反映的教学内容】

1. 阴阳和谐　《中庸》"喜怒哀乐之未发,谓之中;发而皆中节,谓之和。……致中和,天地位焉,万物育焉",告诫我们凡事不可过度,不偏不倚,只有达到"和"的状态顺应万物化育的道,方能得养生。这体现了"过犹不及""阴阳和谐""阴平阳秘"的养生原则。如《素问·阴阳应象大论》所云"暴怒伤阴,暴喜伤阳。……喜怒不节,寒暑过度,生乃不固",即是情志不节,阴阳失和的表现。

2. 阴阳转化　塞翁失马的典故蕴含着福祸相依的道理,福祸两者一阴一阳,在一定条件可以转化。这体现了阴阳二者相互依存的特点,以及在一定条件下阴阳能够相互转化的动态变化。该典故体现了《素问·阴阳应象大论》中所谈到的"重阴必阳,重阳必阴"的观点。

【思政融入点及理念分析】

1. 致中和的养生观　喜怒哀乐的情感没有发生,可以称之为"中";喜怒哀乐的感情发生了,但都能适中且有节度,可以称之为"和"。中是天下最为根本的,和是天下共同遵循的法度。达到了中和,天地就会各安其位,万物便生长发育了。我们要调节自己的情志,喜怒的情绪要有节度,达到"和"的状态顺应万物化育的道,方能得养生。如《素问·阴阳应象大论》所云"暴怒伤阴,暴喜伤阳。……喜怒不节,寒暑过度,生乃不固。"大怒会伤阴气,大喜会伤阳气。如果喜怒过度情绪不良,会损伤人的阴阳气血。因此,对喜怒不加以节制,对寒暑不善于调适,可能会有伤及生命的危险。引导学生要节制情志、调和寒温,理解并形成致中和的养生观。

2. 阴阳转化的思辨观　边塞有一个善于占卜的塞翁,虽然他家的马无缘无故地越过边界跑到胡人那里去了,他却认为这未尝不是一件好事。几个月后,他家的马带着胡人的一匹骏马跑了回来,人们纷纷祝贺,可塞翁认为这也可能是件坏事。后来,他的儿子骑马时从马上摔了下来,跌断了腿。人们又前来安慰,塞翁说:"这可能是件好事。"过了一年,胡人大举入侵边境一带,壮年男子都必须参军。边境一带参军的人,十有八九都战死了。由于塞翁的儿子是个跛子,没有参军,免于征战,最终父子双双得以保全生命。"塞翁失马,焉知非福?"从这个故事我们可以看到,福祸相依,两者能够相互转化,物之极必反,福极易祸。正所谓"祸兮福所倚,福兮祸所伏"。阴阳在一定条件下是能互相转化的。正如《素问·阴阳应象大论》所云"重阴必阳,重阳必阴"。福祸两端亦是如此,一阴一阳,对立统一,互相转化。当我们身处逆境时,要坚信福祸相依,只要我们努力奋斗改变现有的不利情况,那么我们就能克服困难,否极泰来。

## 二、教学设计与实施过程

1. PBL教学法　课前布置作业,预习《素问·阴阳应象大论》"暴怒伤阴,暴喜伤阳……喜怒不节,寒暑过度,生乃不固。故重阴必阳,重阳必阴"等经文,提出需要讨论的问题。比如"暴怒伤阴,暴喜伤阳中的阴和阳具体含义是什么""如何理解重阴必阳,重阳必阴"等问题,启发学生思考。

2. 演示讲授法　通过引用《中庸》《淮南子·人间训》及经文讲解,加深学生理解阴阳失和及阴阳转化等理论,使同学们深入理解"阴阳失和"及"阴阳转化",并能运用相关理论解释临床及生活中相关问题和现象。

3. 讨论法　引导同学们在掌握知识、能力目标的基础上,讨论"阴阳转化"在生活和临床中的应用,如何认识"伏邪发病"学说,在讨论中激发思考。

### 三、教学效果

1. 教学目标达成度　注重思政目标与知识、能力的有机结合。围绕《素问·阴阳应象大论》"阴阳和谐""阴阳转化"的哲学思辨观开展课程思政案例融入,引导学生课前预习、课中讨论,启发思考,既满足了同学们对知识、能力的理解和掌握,又体现了思政的温度、人情味与亲和力。

2. 教师的反思　引入中国传统典籍及熟悉的故事,让同学们深刻理解了阴阳和谐、阴阳转化等中医哲学思辨观。同时引发学生深入思考,提高认识水平。如何让育人教育目标不枯燥、不生硬,对学生而言能入耳动心,深感兴趣,还要多下功夫去设计。

3. 学生的反馈　通过"否极泰来"故事的引入,再加上同学们课堂的讨论,不仅深入理解了《内经》原文,同时也激发了大家对阴阳转化深层次的认识和思考。

## 案例四　阴阳转化

### 一、案例

【原文】

水为阴,火为阳,阳为气,阴为味。味归形,形归气,气归精,精归化,精食气,形食味,化生精,气生形。味伤形,气伤精,精化为气,气伤于味。

阴味出下窍,阳气出上窍。味厚者为阴,薄为阴之阳。气厚者为阳,薄为阳之阴。味厚则泄,薄则通。气薄则发泄,厚则发热。壮火之气衰,少火之气壮。壮火食气,气食少火。壮火散气,少火生气。气味,辛甘发散为阳,酸苦涌泄为阴。阴胜则阳病,阳胜则阴病。阳胜则热,阴胜则寒。重寒则热,重热则寒。(《素问·阴阳应象大论》)

【案例介绍】

#### 名医张介宾的寒热真假论及案例

明代医家张介宾认为,假热者,水极似火。真寒假热证也能见到面赤、大便不通、小便赤涩、咽痛、发热、脉数等热性症状。仔细审查病机,则不难发现。对于假热证,虽口干渴,但不喜冷饮而喜热饮。假热证常伴有大便溏泄,或者初硬后溏;小便清长或阴枯黄赤;气短懒言,或神疲乏力;脉常沉细迟弱,或虽浮大紧数而无力无神。如果妄投寒凉,下咽即毙。急当以四逆、八味、理阴煎、回阳饮之类,倍加附子填补真阳,以引火归源,但使元气渐复,则热必退藏,而病自愈。此阴极似阳,即非热也。

张介宾还对"真热假寒""阳极似阴"的情况加以论述。认为假寒者,火极似水。凡伤寒热甚,失于汗下,以致阳邪亢盛,郁伏于内,而格阴于外,以致身热而手足冷的热厥症状。对于这种热厥的真热假寒症,常常声壮气粗,形强有力,或唇焦舌黑,口渴饮冷,小便赤涩,大便秘结。有时也会出现热结旁流的症状,下利纯清水且臭秽难闻。其六脉常沉滑有力。对于这种真热假寒症,内不实未成阳明腑实证者,以白虎汤之类清之。成阳明腑实证者,以三承气汤下之。此阳极似阴,即非寒也。

【案例反映的教学内容】

张介宾在《景岳全书》中指出临床可见阳邪亢盛,郁伏于内,而格阴于外以致身热而手足冷的热厥症状,这种真热假寒证,切勿"以热治热",否则必厥冷更甚。正如张仲景在《伤寒论·辨厥阴病脉证并治》中所云:"厥深者热亦深,厥微者热亦微。"临床上所见的"真热假寒""真寒假热",都体现了《内经》中"寒极生热,热极生寒""重寒则热,重热则寒"的观点。"重寒则热,重热则寒"即"寒极生热,热极生寒"之意。其意为寒到极点,会出现热象;热到极点,又会出现寒象。

【思政融入点及理念分析】

### 寒热真假阴阳转化的临床思辨观

明代医家张介宾在《景岳全书》中详细论述了阳病转阴,阴病转阳,寒热虚实真假的问题。他认为寒热虚实常常相互转化,转化过程有主有次,有时还常常出现"阴极似阳,阳极似阴"的情况。"阴极似阳"也就是案例中所云"假热者,水极似火",即疾病本质为寒证,却出现某些"热象"。"阳极似阴"也就是案例中所云"假寒者,火极似水",即疾病本质为热证,却出现某些"寒象"。这就需要我们认真分析,抓住疾病的本质和主要矛盾,分清寒热真假,虚实真假。寒热真假关乎疾病的本质,如真假不明则治之必然"重加其疾",对此张介宾在《景岳全书》中再三申明曰:"至虚有盛候,反泻含冤,大实有羸状,误补益疾。"虚实症状并见,有真有假,有主有次,我们必须详加鉴别,更当遵仲圣之教诲,"观其脉症,知犯何逆,随症治之",切勿犯虚虚实实之戒而成坏病。

通过张介宾寒热真假论及案例引入,引导学生深入理解"阴阳转换""寒热真假"的基本理论,培养学生建立中医临床思辨观。

## 二、教学设计与实施过程

1. **PBL教学法** 课前布置作业,预习《素问·阴阳应象大论》"阴胜则阳病,阳胜则阴病。阳胜则热,阴胜则寒。重寒则热,重热则寒"等经文,提出需要讨论的问题。比如经文中"阴胜则阳病,阳胜则阴病。阳胜则热,阴胜则寒。重寒则热,重热则寒"与后世的区别、"如何辨寒热真假"等问题,启发学生思考。

2. **演示讲授法** 通过经文展示与讲解,同时引用《景岳全书》对寒热真假阴阳转化论述,加深学生对寒热真假阴阳转化等理论的理解。

3. **案例法** 通过张介宾临床辨寒热真假案例引入,联系医圣张仲景的相关告诫,有助于同学们深刻理解寒热真假的辨别,并能将其运用到中医临床上。

4. 讨论法　引导同学们在掌握知识、能力目标的基础上,讨论"阴阳转化"在生活和临床中的应用。通过前期查阅资料,讨论"寒热真假"的辨别要点,在讨论中激发思考。

### 三、教学效果

1. 教学目标达成度　注重思政目标与知识、能力的有机结合。围绕《素问·阴阳应象大论》"阴阳转化""寒热真假"的临床思辨观开展课程思政案例融入,引导学生课前预习,课中讨论,启发思考,既满足了同学们对知识、能力的理解和掌握,又体现了思政的温度、人情味与亲和力。

2. 教师的反思　引入名医张介宾的相关论述及案例,让同学们深刻理解了寒热真假、阴阳转换等中医哲学思辨观。同时引发学生深入思考,提高认识水平。如何润物细无声,无痕融入思政内容,还要多下功夫去设计。

3. 学生的反馈　通过张介宾对寒热真假阴阳转化论述及案例的引入,再加上同学们课堂的讨论,不仅深入理解了《内经》原文,同时也激发了同学们对寒热真假阴阳转化临床辨别的兴趣和深入理解。

## 案例五　阴阳调和的养生观

### 一、案例

【原文】

帝曰:调此二者奈何?

岐伯曰:能知七损八益,则二者可调,不知用此,则早衰之节也。年四十,而阴气自半也,起居衰矣。年五十,体重,耳目不聪明矣。年六十,阴痿,气大衰,九窍不利,下虚上实,涕泣俱出矣。故曰:知之则强,不知则老,故同出而名异耳。智者察同,愚者察异,愚者不足,智者有余,有余则耳目聪明,身体轻强,老者复壮,壮者益治。是以圣人为无为之事,乐恬惔之能,从欲快志于虚无之守,故寿命无穷,与天地终,此圣人之治身也。(《素问·阴阳应象大论》)

【案例介绍】

#### 庖丁解牛中的养生观

《庄子·养生主》:吾生也有涯,而知也无涯。以有涯随无涯,殆已!已而为知者,殆而已矣!为善无近名,为恶无近刑,缘督以为经,可以保身,可以全生,可以养亲,可以尽年。庖丁为文惠君解牛,手之所触,肩之所倚,足之所履,膝之所踦,砉然向然,奏刀騞然,莫不中音。合于《桑林》之舞,乃中《经首》之会。文惠君曰:"嘻,善哉!技盖至此乎?"庖丁释刀对曰:"臣之所好者道也,进乎技矣。始臣之解牛之时,所见无非牛者;三年之后,未尝见全牛也。方今之时,臣以神遇而不以目视,官知止而神欲行。依乎天理,批大郤,导大窾,因其固然,技经肯綮之未尝,而况大軱乎!良庖岁更刀,割也;族庖月更刀,折也。今臣之刀十九年矣,所解数千牛矣,而刀刃若新发于硎。彼节者有间,而刀刃者无厚,以无厚入有间,恢恢乎其于游刃必有余地矣。是以十九年而刀刃若新发于硎。虽然,每至于族,吾见其难为,怵然为戒,视为止,行为迟,动刀甚微。謋然已解,如土委地。提刀而立,为之四顾,为之踌躇满志,善刀而藏之。"文惠君曰:"善哉!吾闻庖丁之言,得养生焉。"

【案例反映的教学内容】

庖丁之所以能在解剖牛时游刃有余,原因是庖丁的技艺已经超越了技术的层面,已经达到"道"的境界了。每于解牛之时,技艺精湛至"合于《桑林》之舞,乃中《经首》之会"。在解剖牛时,胸有成竹,牛的结构存于心中,故能"神遇而不以目视"。顺应牛的结构,在骨节空隙处引刀而入,纵使经络筋骨交错的地方,尚且没有碰到,更何况大的关节。解牛过程,因合于"道"故而刀无所隙。解牛后更是强调"善刀藏之",故而能使刀用十九年如新。刀之用之常新,譬如人之年老而不衰,所谓"庖丁解牛"之道,实乃"养生"之道。庖丁解牛顺应牛的规律,合乎"道"而解之。正如《素问·阴阳应象大论》:"能知七损八益,则二者可调,不知用此,则早衰之节也。"刀要想十九年如新,解牛时当顺应"牛的结构"合乎道,并且"善刀藏之。"人之养生亦然,要顺应"阴阳之道",能知阴阳的变化而明"七损八益",并能合乎四时阴阳的变化,方有益于养生。

【思政融入点及理念分析】

1. "明乎七损八益,法于阴阳之道"的阴阳和谐养生观 《庄子·养生主》中庖丁解牛的故事,蕴含深刻的养生哲理。庖丁在解剖牛时,游刃有余,是因为他能够"神遇而不以目视",对牛的结构十分了解。而且在解牛过程中顺应牛的结构,避开牛身坚韧的结构,故而使刀无所隙。解牛时对刀的保养之道正如人的养生之道。庖丁解牛之时,因为了解牛的身体结构故而能为刀无隙,人之养生亦是如此,唯有明白天地阴阳二气的变化,顺应自然界"春生夏长秋收冬藏"的规律,"明乎七损八益,法于阴阳之道"才能很好地养生;否则不明白养生之道,不知道"法于阴阳,和于数术"违背自然界的规律,身体就会出现问题,提示我们要顺应阴阳四时来养生,树立天人一体的和谐养生观。

2. "为无为,乐恬憺"的治身养生观 案例中庄子明确指出,人的生命是有限的,而知识是无穷的,以有限的生命去追还无穷的知识,那就很危险了!并且庄子还借"庖丁解牛"之故事强调要"善刀藏之"。这些都与中医学"藏精气"以及《素问·上古天真论》"恬憺虚无,真气从之,精神内守,病安从来"的观点不谋而合。正如《素问·阴阳应象大论》所云:"是以圣人为无为之事,乐恬憺之能,从欲快志于虚无之守,故寿命无穷,与天地终,此圣人之治身也。"所以最明达事理的人,做顺乎自然的事(不做无益于养生的事),以恬静的心情为快乐,在那种没有任何干扰的环境里,去寻求最大的幸福。

庄子告诉我们"以恬静的心情为快乐",切勿勉强自己以有限的精力去追求自身难以掌握的知识,而让自己徒增烦恼。这就告诉我们不能勉强自己以有限的时间和精力,追求不可能穷尽的知识,以至于让自己心身俱疲。我们要认清自己的能力和精力有限,要有重点去学习,甚至"为无为之事,乐恬惔之能",不强求自己。只有这样我们才能心安快乐、无忧无虑,有益身心健康。

## 二、教学设计与实施过程

1. PBL 教学法　课前布置作业,预习《素问·阴阳应象大论》"能知七损八益,则二者可调,不知用此,则早衰之节也"等经文,提出需要讨论的问题。比如"七损八益历代注家的认识""涕泣俱出的理论机制是什么"等问题,启发学生思考。

2. 演示讲授法　通过引入《庄子·养生主》中庖丁解牛的故事及经文讲解,加深学生对"明乎七损八益,法于阴阳之道"等理论的理解。

3. 讨论法　引导同学们在掌握知识、能力目标的基础上,讨论"明乎七损八益,法于阴阳之道"在养生中应用,在讨论中激发思考。

## 三、教学效果

1. 教学目标达成度　注重思政目标与知识、能力的有机结合。围绕"明乎七损八益,法于阴阳之道"养生观开展课程思政案例融入,引导学生课前预习、课中讨论,启发思考,既满足了同学们对知识、能力的理解和掌握,又体现了思政的温度、人情味与亲和力。

2. 教师的反思　引入《庄子·养生主》中庖丁解牛的故事,让同学们深刻理解了"明乎七损八益,法于阴阳之道"的阴阳和谐养生观、"为无为,乐恬惔"的治身养生观。当然如何润物细无声,无痕融入思政内容,还要多下功夫去设计。

3. 学生的反馈　通过对《庄子·养生主》庖丁解牛故事的引入,再加上同学们课堂的讨论,不仅深入理解了《内经》原文,同时也引导同学们树立阴阳和谐养生观、"为无为,乐恬惔"的治身养生观。

# 案例六　五行的生克制化

## 一、案例

【原文】

亢则害,承乃制,制则生化,外列盛衰,害则败乱,生化大病。(《素问·六微旨大论》)

帝曰:病生之变何如?

岐伯曰:气相得则微,不相得则甚。

帝曰:主岁何如?

岐伯曰:气有余,则制己所胜而侮所不胜;其不及,则己所不胜侮而乘之,己所胜轻而侮之。侮反受邪,侮而受邪,寡于畏也。(《素问·五运行大论》)

【案例介绍】

## 阴阳五行的亢害承制理论反应的养生观和疾病观

子贡问："师与商也孰贤?"子曰："师也过,商也不及。"曰："然则师愈与?"子曰："过犹不及。"(《论语·先进》)

有中医专家在对肿瘤的形成进行现代研究时指出："'阴阳者,天地之道也。'阴阳作为一种经典的古代哲学概念,是对自然界相互关联的某些事物或现象对立双方属性的概括。自然界的一切事物和现象均可以分为阳和阴两个方面,凡是具有运动、上升、外向、无形、温热、明亮、兴奋之象的归属于阳;凡具有静止、下降、内守、有形、寒冷、晦暗、抑郁之象的归属于阴。肿瘤微环境的演进是阴、阳两种状态不断交替、恶性循环的过程。肿瘤自身及其前体细胞属于'阳',而肿瘤其生存的微环境属于阴,正常情况下,'阴大阳小,大阴控小阳','阴'若耗散过度,导致阴不胜阳(控阳)时,则出现阳性细胞过度增殖,而不受'阴'生长环境的约束。"

【案例反映的教学内容】

1. 五行乘侮　案例中孔子评价自己的徒弟子张和子夏时说子张太过和子夏不及,并指出:"过犹不及"。一方面,这体现了为人处事要秉承中庸之道待人接物保持中正平和。另一方面也体现了《素问·五运行大论》"气有余,则制己所胜而侮所不胜;其不及,则己所不胜侮而乘之,己所胜轻而侮之。"

2. 亢则害,承乃制　现代研究认为肿瘤的形成过程与阴阳二气的变化发展密切相关,中医现代研究指出"'阴大阳小,大阴控小阳','阴'若耗散过度,导致阴不胜阳(控阳)时,则出现阳性细胞过度增殖,而不受'阴'生长环境的约束"。这体现了中医《素问·五运行大论》:"亢则害,承乃制"的思维观念。阴阳二气任何一方过于亢盛都会导致"阴不平,阳不秘"的病理状态产生,只有阴阳二气互相承继而制约达到"阴平阳秘"的状态,人体才能健康。

【思政融入点及理念分析】

1. "过犹不及"的中庸处事观以及养生防病观　南宋张栻对《论语·先进》中该段儒家经典注解道:子张高明,故常开扩;子夏敦笃,故常收敛。开扩则未免于有过,收敛则未免于有不及,然二子之过不及甚微。特未得其中而已。由此可见为人处事既不能过于开扩,也不能过于收敛,过与不及都是一样的,都是不利于为人处事的,都是不符合中庸之道的。疾病的发生同样是"过犹不及",如《素问·五运行大论》则指出"气有余,则制己所胜而侮所不胜;其不及,则己所不胜侮而乘之,己所胜轻而侮之。"可见无论是气太过,还是气不及,都会引起人的脏腑气机失调而导致疾病。所以无论是为人处事还是保持健康预防疾病,我们都应该认识到"过犹不及"。凡事不能太过,也不能不及,为人处事要秉承中庸之道,待人接物保持中正平和,养生防病要保持"阴平阳秘",使脏腑气血阴阳和谐平衡。

2. 阴阳和谐的生命观和疾病观　肿瘤形成后,由于其活力较强,能够恶性增殖,性动而属"阳",其所处的环境性静而属"阴"。随着其不断增殖,阳渐盛而阴愈衰,形成其病理性不断增殖的恶性循环。可见阴阳二者为一个统一整体,在统一的整体中二者互相对立制约,并维持着整个系统的动态平衡。如果两者一者太过而偏亢,一者不及而偏衰,则不能对立平衡互相制约,而形成"阴不平,阳不秘"的状态,就会导致一系列的疾病。

3. 守正创新精神 《素问·阴阳应象大论篇》:"阳化气,阴成形。"肿瘤于体内阳气最虚弱处聚而成积,阴是疾病属性,寒是其形成的关键因素,阳虚既是发病的病机关键,又是疾病过程中的病理表现并贯穿肺癌病变始终,传舍是瘤体随经播散转移的过程。炎性微环境是肿瘤微环境的重要组成部分,近年来越来越多的研究着眼于肿瘤炎性微环境。有学者将肿瘤生成前的炎症微环境构建称为"伏阳",是机体"阳化气"不及,温煦推动作用削弱,有益的阴精转化为有害的"阴邪",积于局部,郁为"伏阳",并认为"伏阳"不仅能促进肿瘤细胞的恶性增殖,亦可推动肿瘤细胞的转移。现代医家虽从癌毒、气机升降失调、伏邪等不同的角度看待肿瘤的形成和发展,但终究都归结为湿、痰、瘀的形成、流注,促进了肿瘤的形成和发展。这与肿瘤炎性微环境中的炎性细胞和炎症因子的作用极其相似,为中西医预防恶性肿瘤的发生、进展提供了新的视角。

## 二、教学设计与实施过程

1. PBL 教学法 课前布置作业,预习《素问·五运行大论》"气有余,则制己所胜而侮所不胜;其不及,则己所不胜侮而乘之,己所胜轻而侮之。侮反受邪,侮而受邪,寡于畏也"等经文,提出需要讨论的问题。比如"亢则害,承乃制的核心观念是什么""五行乘侮与相克的区别是什么"等问题,启发学生思考。

2. 演示讲授法 通过引入《论语·先进》"过犹不及"典故及经文讲解,加深学生对"气有余,则制己所胜而侮所不胜;其不及,则己所不胜侮而乘之,己所胜轻而侮之"的理解。

3. 讨论法 引导同学们在掌握知识、能力目标的基础上,讨论"阴阳失衡对肿瘤生成、发展及恶化等演变过程中的机制",进一步思考如何运用中医理论开展中医药防治肿瘤,在讨论中激发思考。

## 三、教学效果

1. 教学目标达成度 注重思政目标与知识、能力的有机结合。围绕"五行乘侮""亢则害,承乃制"等开展课程思政案例融入,引导学生课前预习、课中讨论,启发思考,既满足了同学们对知识、能力的理解和掌握,又体现了思政的温度、人情味与亲和力。

2. 教师的反思 引入《论语·先进》"过犹不及"典故,让同学们深刻理解了"过犹不及"的中庸处事观以及养生防病观。当然如何润物细无声,无痕融入思政内容,还要多下功夫去设计。

3. 学生的反馈 通过对阴阳失衡对肿瘤生成、发展及恶化等演变过程中的机制的讨论,不仅深入理解了《内经》原文,同时也引导同学们树立阴阳和谐的生命观和疾病观,并能将中医药传统理论与现代医学研究相结合,进一步激发同学们守正创新精神。

# 第三章 藏象

藏象是中医理论的重要组成部分,它蕴藏着中医理论独特的方法论,藏象学说的形成是中医认识论发展的体现。藏象包括人体器官的基本结构(形质)、脏腑与肢体官窍的内外功能联系(包括经络系统)、五脏藏神、五脏应四时,以及维系脏腑功能的各种物质。藏象是以五脏为中心,并逐层联系诸腑、经脉、形体、官窍等,而形成的五脏(肝、心、脾、肺、肾)的功能系统。

## 一、教学目标

1. 知识目标　掌握十二脏腑的功能特点、相互关系及心的主导作用。掌握藏象概念及五脏性能。掌握五脏"藏而不泻"和六腑"泻而不藏"的含义及其临床指导意义。掌握"魄门亦为五脏使"的临床指导意义。掌握脾与胃在生理病理上的相互关系及脾病而四肢不用的机理;了解脾的主时。熟悉五脏和七窍的关系。

2. 能力目标　本章通过《素问·灵兰秘典论》《素问·六节藏象论》《素问·五脏别论》《素问·太阴阳明论》《素问·五癃津液别》等原文学习,培养学生研读古典医籍的能力。建立和完善中医藏象的思维方式,具备较强的中医思维能力。

3. 思政目标　培养较为深厚的中华传统文化底蕴;理解中医学的整体观念在藏象中的体现,建立起对人体生理病理现象的学习热情和中医学文化的热爱;培养社会主义和谐价值观;加强中医思维、守正创新精神培养,巩固中医专业精神。

## 二、相关知识板块的思政元素分析

1. 社会主义和谐价值观　《灵枢·岁露论》:"人与天地相参也,与日月相应也。"《素问·至真要大论篇第七十四》:"天地之大纪,人神之通应也。"哲学家张岱年说:"天人合一观是中华传统文化中重要的内容。"培养天人相应的整体观及人与自然和谐统一观。

2. 唯物主义辩证观与科学精神　通过对《内经》所说的"五脏藏神"的讲解及案例分析,认为神是以物质为基础的,是物质的功能反应。这体现唯物主义辩证思想以及崇尚科学的人文精神。

3. 坚持社会主义核心价值观　通过历史史实的引入,深入理解《素问·灵兰秘典论》"心为君主之官,神明出焉""主明则下安,主不明则十二官危"的内涵,体现坚持党的领导、保持党的先进性的意义以及践行社会主义核心价值观的价值。

4. 守正创新精神　通过对《灵枢·本神》"两精相搏谓之神""心有所忆谓之意"的认识,以及"心为识神""脑为元神"的鉴别分析,到当下环境下心身疾病的发展,培养守正创新精神。

5. 大医精诚的高尚情操　通过讨论《素问·灵兰秘典论》中"心者,君主之官""主明则下安",强调了神明对于整个社会及人体健康的关键作用,以及医生之神对患者的重要性。《素问·五脏别论》中"魄门亦为五脏使",传递出外在的微小病变是内在脏腑的早期体现,上工能见微知著,对疾病做出积极诊断的预见性。

6. 中华传统文化自信与文化认同感　引用中国古代与近现代的案例以及国际社会的形势变化,增强学生对中华传统文化的自信以及生在华夏何其之幸的幸福感。

## 案例一　主明则下安

### 一、案例

【原文】

黄帝问曰:愿闻十二脏之相使,贵贱何如? 岐伯对曰:悉乎哉问也,请遂言之。心者,君主之官也,神明出焉。肺者,相傅之官,治节出焉。肝者,将军之官,谋虑出焉。胆者,中正之官,决断出焉。膻中者,臣使之官,喜乐出焉。脾胃者,仓廪之官,五味出焉。大肠者,传道之官,变化出焉。小肠者,受盛之官,化物出焉。肾者,作强之官,伎巧出焉。三焦者,决渎之官,水道出焉。膀胱者,州都之官,津液藏焉,气化则能出矣。

凡此十二官者,不得相失也。故主明则下安,以此养生则寿,殁世不殆,以为天下则大昌。主不明则十二官危,使道闭塞而不通,形乃大伤,以此养生则殃,以为天下者,其宗大危,戒之戒之!(《素问·灵兰秘典论》)

【案例介绍】

1. 主明则下安的表现——文景之治　汉初,因多年战乱导致社会经济凋敝,汉廷推崇黄老治术,采取"轻徭薄赋""与民休息"的政策。汉文帝分别两次"除田租税之半",全免田租。共免收全国田租十三年。同时,对周边敌对国家也不轻易出兵,维持和平,以免耗损国力。汉文帝生活十分节俭,宫室内衣车类无增添,衣不曳地,帷帐不施文绣,更下诏禁止郡国贡献奇珍异物。国家的开支都有节制,贵族官僚也都不敢奢侈无度,从而减轻了人民的负担。文景二帝还重视农业,曾多次下令劝课农桑,根据户口比例设置三老、孝悌、力田若干人员,并给予他们赏赐,以鼓励农民生产。奖励努力耕作的农民,劝解百官关心农桑。每年春耕时,他们亲自下地耕作,给百姓做榜样。

文景时期,重视"以德化民",当时社会比较安定,使百姓富裕起来。到景帝后期时,国家的粮仓丰满起来了,府库里的大量铜钱多年不用,以至于穿钱的绳子烂了,散钱多得无法计算了。

经过劳动人民几十年的辛勤劳动,到景帝末年和武帝初年,社会和国家都已经比较富庶。司马迁在《史记·平准书》中记载:"非遇水旱之灾,民则人给家足,都鄙廪庾皆满,而府库余货财。京师之钱累巨万,贯朽而不可校;太仓之粟,陈陈相因,充溢露积于外,至腐败不可食。"由此可见,文景时期政治清明、经济发展,人民生活安定,确实称得上是太平盛世。因此史家称这段统治时期为"文景之治"。

文景之治是在汉朝统一王权的统治下,统治阶级顺应历史发展,采取与时代相应的统治政策,符合当时社会的发展状况,因而促进了政治的进步和经济的繁荣,出现了中国历史上有名的空前盛世。

2. 主明的生理特点——心神的作用

(1)心神的物质基础 《灵枢·本神篇》云"心藏脉,脉舍神。"心生血脉而藏神,血液充盛是神明安守的物质基础。心之阴血是心之阳气生存依附的条件,其血脉运行又依靠心之阳气的推动。阴血充盈,则心中阳气也随之旺盛("血为气之母"),阴血不足,则心气无生而阳亦衰。心之气、血、阴、阳常宜平秘,气血、阴阳互依互存,其虚证虽有气虚、血虚、阴虚及阳虚的区别,但因其相互累伤,则每多错杂之证。

(2)神在人体中的作用 人体之神,有广义与狭义之分。广义之神,是整个人体生命活动的主宰和总体现;狭义之神,是指人的精神、意识、思维、情感活动及性格倾向等。心所藏之神,既是主宰人体生命活动的广义之神,又包括精神、意识、思维、情志等狭义之神。

人体的脏腑、经络、形体、官窍,各有不同的生理功能,但它们都必须在心神的主宰和调节下,分工合作,共同完成整体生命活动。心神正常,则人体各脏腑的功能互相协调,彼此合作,全身安泰。神能驭气控精,调节血液和津液的运行输布,而精藏于五脏之中而为五脏之精,五脏之精所化之气为五脏之气,五脏之气推动和调控五脏的功能。因此,心神通过驾驭协调各脏腑之气以达到调控各脏腑功能之目的。由于心所藏之神有如此重要的作用,故《灵枢·邪客》篇称心为"五脏六腑之大主"。

(3)五脏藏神的机理 《灵枢·本神》说"肝藏血,血舍魂""脾藏营,营舍意""心藏脉,脉舍神""肺藏气,气舍魄""肾藏精,精舍志"。精气营血是"五神"的物质基础,五脏的生理功能是"五神"的活动基础,即精神活动是以生理活动为基础,是生理功能活动的表现之一。可见,《内经》所说的"五神",并不是脱离客观实体以外的什么东西,而是由五脏生理活动中派生出来的功能表现之一。

【案例反映的教学内容】

1. 主明的原因和生活调养 "心藏脉,脉舍神",心生血脉而藏神,血液充盛是神明安守的物质基础。心主血,有"血府"之名。心血来源有二。一为水谷精微所化生,正如《灵枢·决气篇》所示"中焦受气取汁,变化而赤,是为血",说明脾胃化谷输精是气血生化的来源。其二肝藏血,为心之母脏,心血的充盈依赖肝血的荣养。

生活调养方面,"阴气者,静则神藏,躁则消亡。"凡人五脏阴气,静养之则神藏而内守,躁扰之则神耗而消亡,言养阴气者宜静不宜躁也。"心气通于夏",每天的11点至13点为心经运行时段,建议此时间通过"子午觉"养神安神,尤其是夏季更宜静心养神,在饮食上多食补心气补心血之品。

2. 五脏与神的关系　五脏是精神情志活动的基础,"形为神之宅,神乃形之用"。因此,只有在脏腑功能活动正常时,人的情志活动才能正常。反之,如《灵枢·本神》说"肝气虚则恐,实则怒""心气虚则悲,实则笑不休"等。

3. 主明的病机与现代研究

(1)张振华等在《从中医"神"理论浅谈帕金森病》中研究得出,"心者,五脏六腑志之大主,精神之所舍也",从心神可治疗帕金森病伴随的焦虑抑郁、失眠等症;从五脏藏神出发,在治疗帕金森非运动症状方面具有重要意义。

(2)李晓等在《从中医学"精"与"神"的关系探讨阿尔茨海默病的病因病机》一文中指出,由于心藏神、肾藏精,心肾相交,水火既济,表现为精守神藏;若精不守、神不藏,则出现不寐、健忘、痴呆等疾病,是心肾不交、水火不济的临床表现。阿尔茨海默病主要是由于心不藏神,神失其位,形神相离发为呆证;以及年老肾精不足,髓海空虚,无以上荣脑窍,脑失濡养而发为痴呆,因此心肾是影响阿尔茨海默病的发生、发展的主要脏腑。

【思政融入点及理念分析】

1. 传承中医药文化,发扬华夏文明　华夏文明浮浮沉沉五千年,改朝换代是历史上常有的事,但民族精神却一直被秉持着、绵延着。敬畏天地、顺应民意,一直是我们中华民族秉承的精神内核。中医在中国的土地上迁演数千年之久,无论理论如何发展、技术如何创新,其内在精神则一直是稳定的,并且总是贯穿于从理论到临床的各个方面的。从这个意义上讲,中医在它的千年之旅中是变而不变的,变的是形态与数量,不变的是精神。

2. 培养良好的德行,做国家有用之才　《礼记·大学》:"古之欲明明德于天下者,先治其国;欲治其国者,先齐其家;欲齐其家者,先修其身;欲修其身者,先正其心;欲正其心者,先诚其意;欲诚其意者,先致其知,致知在格物。物格而后知至,知至而后意诚,意诚而后心正,心正而后身修,身修而后家齐,家齐而后国治,国治而后天下平。"表明人要明确自己的信念和目标,保持头脑清醒,明辨是非曲直,有良好的德行,尚能齐家治天下。对于学生而言,培养社会责任感、具有社会公德心、树立为人民服务的思想、怀有高尚的医德情操,以《大医精诚》所言"凡大医治病,必当安神定志,无欲无求,先发大慈恻隐之心,誓愿普救含灵之苦"为追求。

3. 推动守正创新,培养创新思维　《素问·灵兰秘典》谓:"心者君主之官,神明出焉。"李时珍在《本草纲目》云:"脑为元神之府。"如何进行正确心脑与神的关系呢?根据中医的藏象理论,脑是归属于心,脑的功能由五脏进行统领。张锡纯解释为"盖言神明虽藏于脑,而用时实发露于心,故不曰藏而曰出,出者即由此发露之谓也""元神者无思无虑,自然虚灵也;识神者有思有虑,灵而不虚也"。临床上,中医认为失眠的基本病机是心神受扰,常见原因或为火扰神明,或思虑过度、神不守舍,表现为失眠、健忘、心烦等心脑症状,在治疗当以健脾养心安神为主。

因此,中医学心的概念反映了中国传统文化中心性哲学的鲜明特色。其理论长期以来一直在指导着中医的临床实践,在实践中不断得以完善与发展。

## 二、教学设计与实施过程

1. 情境导入法　结合"文景之治"这段史实,思考历史朝代更迭因素和黄帝的关系,明确心的重要性地位,并理解中医学以心为主的哲学思想观。

2. 演示讲授法　以"心"为核心,围绕古代官制的作用以及相互关系,明确十二脏腑的功能特点以及相互为用的功能体现,使同学们意识到中医学整体观的具体体现。

3. 案例延伸法　通过眩晕、失眠与癫狂等不同的疾病表现,提示神的不同表现,回顾"得神""失神""亡神"的诊断要点,明确理论的价值在于根源与实际,而临床需要反馈与理论。

4. 讨论反馈法　通过问题"什么样的情况下会出现心神不藏?""如何养护心神?",引导学生整合所学中医知识,并能够联系生活实际,对内经知识进行梳理。

5. 归纳总结法　掌握心神的功能特点、临床表现等,以及十二藏的功能特点及相互关系。

## 三、教学效果

1. 教学目标达成度　教学目标分为知识目标、情感目标与思政目标。中医的理念深植于中国传统文化,一直是中国文化精神内核的外化。知识目标与情感目标依托与思政目标,才能发挥出一定的高度。通过对十二脏的讲解,突出心神的作用,以及脏腑间相互为用的关系,在掌握知识理论的基础上,明确了我国党的先进性与领导性的地位,深刻体会到社会主义核心价值观在中华民族伟大复兴中的作用。文化的解读更能有深度、有温度地领悟经文。

2. 教师的反思　"以学生为中心"一直是我们倡导的准则。明确重点与难点,如何运用多种方式引导学生理解与掌握其重难点,探索合适的教学手段与方法,融入各种教学资源,激发学生学习的积极性。对于内经课程的特殊属性,作为理论与临床的桥梁,教学方案设计中着重体现理论对实践的指导性,达到专业特点的目标。

3. 学生的反馈　《黄帝内经》理论深奥、内容丰富,通过合理的教学设计,多种教学方法的运用,学生们在掌握中医理论知识的同时,对中华传统文化和哲学思想有了进一步的认识,提升了文化认同感,更加深爱着中医,立志为中医的发展做出自己的贡献。

# 案例二 脾病而四肢不用

## 一、案例

【原文】

帝曰：脾病而四肢不用，何也？

岐伯曰：四肢皆禀气于胃，而不得至经，必因于脾，乃得禀也。今脾病不能为胃行其津液，四肢不得禀水谷气，气日以衰，脉道不利，筋骨肌肉，皆无气以生，故不用焉。（《素问·太阴阳明论》）

【案例介绍】

1. 脾病而四肢不用的表现——物质文明的根本性

（1）消除贫困、改善民生、逐步实现共同富裕，是社会主义的本质要求，是我们党的重要使命。改革开放以来，我们实施大规模扶贫开发，使7亿多农村人口摆脱贫困，取得了举世瞩目的伟大成就，谱写了人类反贫困历史上的辉煌篇章。

（2）物质生活的生产方式制约着整个社会生活、政治生活和精神生活的过程。这是对物质文明的基础性作用的最好概括，习近平总书记指出，实现中国梦是物质文明和精神文明均衡发展、相互促进的结果，是物质文明和精神文明比翼双飞的发展过程。坚持物质文明和精神文明相协调，既是一个重大理论问题，也是一个重大实践命题。

2. 脾虚四肢不用的症状表现

（1）脾胃气虚型　尤其适用于脾胃气虚症，症见面色苍白、语言低微、气短懒言、头晕目眩、自汗、倦怠无力、诸证活动后加重、纳少便溏、四肢软弱、舌淡苔薄白，或有齿痕，脉细弱，易感冒等。

（2）脾虚湿盛型　表现为头晕、头憋胀、头蒙、疲乏无力、四肢倦怠、昏昏欲睡、不思饮食，脘腹胀满不舒，大便黏腻不下，女性会有带下量多，色白或淡黄，质稠无味，绵绵不断，男性会有外阴潮湿瘙痒等症状。

【案例反映的教学内容】

1. 脾的地位及重要性

（1）脾位于中焦的重要性　脾胃居于中焦，为气机升降的枢纽。脾主升，胃主降；脾主运，胃主化，共同完成对饮食的受纳、腐熟、运化传输，将浊气排出体外，清气输布全身以供机体运用。

（2）脾作为后天之本的重要性　脾为后天之本，指出生后所有的生命活动都有赖于后天的脾胃摄入营养物质提供能量。其作用体现在以下三个方面：一个是脾主运化，运化水谷精微。水谷精微经过脾的转输，上输于肺，贯注于心脉，输布全身，营养五脏六腑、四肢百骸、筋骨皮毛。二是充养肾精，肾精是构成人体和维持人体生命活动的基本物质，包括先天之精和后天之精，先天之精来源于父母，必得后天之精的充养，才能充盛。三是脾胃气血生化之源。脾运化的水谷精微，通过心肺的作用化生气血，以营养全身。

2. 脾虚而四肢不用的研究进展

（1）重症肌无力的运用　方某，男，59岁。患者以腹泻、疲劳为诱因，逐渐出现右眼睑下垂，复视，西医诊断为重症肌无力眼肌型，经中西医治疗缓解。后又感冒发热，出现左眼睑下垂，复视，咀嚼吞咽困难，颈及肩胛无力，三个月后两次出现呼吸困难，诊断为重症肌无力延髓型，用西药治疗仍不能控制症状，刻诊见偏胖体形，面微赤，眼睑下垂，眼裂变小，头低倾，不能正常直立，两只手不能上举。舌嫩，有齿痕，稍红，苔薄白，中心稍黄腻，脉沉细无力。根据《内经》"脾病而四肢不用""脾主肌肉"的理论，通过补脾而获治愈。

（2）肌营养不良症　患者，男，8岁。其父主诉两年前发现其子比同龄小孩容易摔跤，渐至上楼梯需要一只手扶栏杆，另一只手撑在大腿上方能艰辛移步，下楼梯时需要后退爬着走，起床直立也很困难，先翻身或俯卧位，然后将四肢伸直，再将双手撑在小腿前，成深鞠躬状，再把手沿着小腿向上移，渐渐才能达到直立的位置。直立时脊椎下部显著前弯，上部后弯，小腿腓肠肌大而僵硬，左右对称、饮食大小便如常，继则肢体假性肥大，肌肉萎缩，日益虚弱，步履艰难，确诊为"进行性肌营养不良症"。中医认为"脾虚则四肢不用"日久发为痿证，而"治痿独取阳明"，对于本疾病以健脾益气、温补肾气为主。

【思政融入点及理念分析】

1. 社会和谐价值观　根据"脾虚则四肢不用"与"脾者土也，治中央，常以四时长四藏"的理论，脾位置在中，功能为土，通过其与周围四方的关系将土的和缓、柔和、包容以及营养输送四方。土性缓，当温热凉寒气加上缓性后，四季的转化就变得有性情，很柔和。消除贫困、改善民生，民生的稳定关乎着一个国家的和谐安宁。

2. 以人为本　以人为本强调的是把人的需求、利益和福祉放在首位，尊重人的尊严和权利，追求人的全面发展，以人的价值和尊严为中心，以人的利益和幸福为宗旨，推动社会的发展和进步。改革开放以来，我国的物质获得了极大地满足，人民的精神极大提高，我国的国际影响力日益扩大，正在实现中华民族伟大复兴。

3. 推动守正创新，培养创新思维　从《素问·太阴阳明论》中"脾病而四肢不用"，到《素问·痿论》中"治痿独取阳明"，对于脾病发生的机理以及治疗法则进行了论述，以及近代对于重症肌无力、多发性神经炎、脊髓空洞症、肌萎缩、肌无力、侧索硬化、运动神经元病、周期性瘫痪、肌营养不良症、癔症性瘫痪和表现为软瘫的中枢神经系统感染后遗症等，根据辨证分型，均归属于"痿证"的范围，在临床中取得了不错的疗效，也是中医发展创新的体现。

## 二、教学设计与实施过程

1. 情境导入法　我国"脱贫攻坚"战的胜利，构建了物质文明的根本地位，而物质文明为精神文明的发展提供物质基础和实践经验，精神文明又为物质文明的发展提供精神动力、智力支持和思想保证。两者相互作用，共同实现中华文明的伟大复兴。

脾胃在五行中属土,位于中央。各脏腑功能能正常发挥,都建立在脾运化功能的基础上。脾胃与其他脏腑之间存在着密切的关系,它们相互影响、相互制约,共同维持着人体的健康。

2. 演示讲授法　通过《素问·太阴阳明论》中关于脾胃"阳道实、阴道虚""脾虚而四肢不用""脾者土也,治中央,常以四时长四藏"等各方面的讲授,明确脾胃的功能特点,强调脾作为土藏,在中央的重要性。

3. 案例延伸法　通过"脾病而四肢不用"的机理分析重症肌无力、进行性肌营养不良症等现代疾病,提出从中焦脾胃论治的思路,阐述中医理论的先进性与创新性。

4. 讨论反馈法　结合自己的生活实际,探讨脾胃在生理病理方面的表现,以及脾胃作为中焦气机枢纽的重要性,进一步延伸如何增强脾胃之气。

5. 归纳总结法　从本文中"阳道实、阴道虚""脾病而四肢不用""脾不主时"等方面表现,结合之前所学理论,总结脾胃的重要作用。

### 三、教学效果

1. 教学目标达成度　注重思政目标与知识、能力的有机结合。围绕脾病发生的机理,展开脾病的辨证及治疗,探讨脾胃的重要性,延伸入中国古代哲学思想重土思想、以人为本等思政案例,在让同学掌握专业知识技能的基础上,贯穿哲学思维,既是对知识的重构,也是对中华文化的解读,更深入地了解中医学与哲学的关系。

2. 教师的反思　教学的目的是"授之以渔",在课堂中通过讲授,引导学生在课下进行知识的完善与总结。如何在有限的课堂时间内通过多种教学手段完成本节知识点的讲授,激发学生课堂的参与度,以及做好引导工作,进行课堂上下的有机结合,促进教学效果的提升,是每节课需要反思的问题。

3. 学生的反馈　由于情景式教学能引起学生的代入感,激发学习的兴趣,根据中医学的特点以及每节课的具体内容,设置相应的案例完成知识点的讲授。本节知识点能实际生活、历史事件、临床案例等多角度阐述脾胃的功能特点、临床表现以及调养预防,并能用哲学思想解释疾病的发生机制,以及现代对于脾胃病的研究进展。

## 案例三　夺血者无汗,夺汗者无血

### 一、案例

【原文】

黄帝曰:夫血之与气,异名同类,何谓也?

岐伯答曰:营卫者精气也,血者神气也,故血之与气,异名同类焉。故夺血者无汗,夺汗者无血,故人生有两死而无两生。(《灵枢·营卫生会》)

【案例介绍】

1. 夺血者无汗,多汗者无血——同根同源

(1)两岸同胞同根同源、同文同种,历来是命运与共,根植于同胞共同的血脉和精神,扎根于我们共同的历史和文化。祖国统一是历史的必然。

(2)万变不离其宗,《荀子·儒效》曰:"千举万变,其道一也。"《庄子·天下》曰:"不离于宗,谓之天人。"意思是尽管形式上变化多端,但其特质不变,换汤不换药。

2. 夺血者无汗,夺汗者无血的机理与现代研究

(1)《太阳篇》说:"衄家不可发汗,汗出必额上陷,脉紧急,直视不能眴,不得眠。"经常鼻衄或其他严重失血,已伤其津,若再发汗,则津液更伤,经络失养,津液不充而见额上陷,脉紧急,牵引其目故直视而不能转。亡血失津,神无所附,则不得眠。反过来,在病变时,大汗不止耗伤津液也必伤其血,汗出过多津伤,血化源不足,血耗则神不安而心慌,所以《伤寒论·太阳篇》又说:"汗家重发汗,必恍忽心乱。"大吐、大泻过甚,则可伤其津液,故汗法皆当禁之。

(2)沈某,男,30岁,忻口石料厂工人。作业中不慎被巨石砸碎腰脊,致高位截瘫,脱肉破䐃。因护理不周,形成褥疮,腐肉紫暗,脓血稀薄,沾染床褥,臭气熏人,其状甚悯。过午发热,已逾七日。体温达39℃,无汗,恶寒,背心寒凛,双被严盖犹冷不止。即指本方而言,恐有伤津、亡阳之弊。此例有严重褥疮,应属本方之禁忌,不能因治愈本案而有疑于"疮家不可发汗"之训。

【案例反映的教学内容】

1. 夺血者无汗,多汗者无血的生理基础　本句出自《灵枢·营卫生会》:"黄帝曰:夫血之与气,异名同类,何谓也?岐伯答曰:营卫者精气也,血者神气也,故血之与气,异名同类焉。故夺血者无汗,夺汗者无血,故人生有两死,而无两生。"汗液乃津液通过阳气的蒸腾汽化后从玄府排出的液体,因为汗为津液所化,血和津液又同出一源,均来自脾所运化的水谷精微,因此有"汗血同源之说",也就可以说津血同源。

张介宾注曰:"血主营,为阴为里;汗属卫,为阳为表。一表一里,无可并攻,故夺血者无取其汗,夺汗者无取其血。若表里俱夺,则不脱于阴,必脱于阳,脱阳亦死,脱阴亦死,故曰人生有两死。然而人之生也,阴阳之气皆不可无,未有孤阳能生者,亦未有孤阴能生者,故曰无两生也。"

2. 夺血者无汗,多汗者无血的临床意义　病理上两者相互影响。若出汗太多,必然伤津,化血无源而血少;而失血之人必伤津液,津液亏损,汗出无源而少汗。在治疗上,对失血、血虚患者,不能妄夺其汗;对于脱汗者,也不宜用动血之品或针刺放血等疗法。此论点对临床实践有着重要指导意义。如《伤寒论》中的"衄家不可汗""疮家不可汗""亡血家不可发汗"等汗法禁忌原则,即导源于此,告诫医师对血虚或失血感受外邪者,当用养荣发汗的治法。后世医家据这一理论,提出了"血汗同源"的论点。

3. 夺血者无汗,夺汗者无血思维的发挥

(1)同根同源也可指不同疾病在生理、病理上有同一性质。比如高血压、脑血管病、

心血管病、糖尿病。因为它们是同根之木,同源之水,所以在生理、病理上有同一性质,只是发生于身体的不同部位,不同的症状表现而已。糖尿病常合并心脑血管病,以及免疫系统疾病。以中医的宏观理念,从人体各器官相互依赖、相互制约,相互变化与相互嗣续的联系,去认识它们在病理与治疗上的同一性质。

(2)肿瘤微环境理论是现代医学对肿瘤与其宿主之间相互关系的一种探索,将肿瘤细胞和微环境分别比喻为种子与土壤,而肿瘤微环境的不稳定性是引发肿瘤恶化、转移的根本原因,根据中医学的整体观理论与物质与功能关系的理论,分析疾病发生的相关性。

【思政融入点及理念分析】

1. 社会和谐价值观  "汗血同源"的思路强调了物质之间的互为依赖的关系,也是中医整体观的体现。社会主义和谐观大致包括人与自我、人与人、人与社会、人与自然,以及整个世界的和谐,以合作的方式谋求共赢。

2. 科学的思辨精神  "夺血者无汗,夺汗者无血"的理论依据与"衄家不可汗""疮家不可汗"的临床发挥,体现了中医学不以某一物质为核心,从思辨精神探讨各物质之间的关系。思辨哲学凝结了中华民族特有的文化传统和心理素质。

3. 推动守正创新,培养创新思维  "衄家不可汗""疮家不可汗""亡血家不可发汗"等汗法禁忌原则,强调中医学从整体上把握人的生命活动,讲求人体内部各组织器官的有机协调,强调人与自然环境的动态平衡,致力于恢复人体最本然的状态,与生态学的整体性、有机性、动态性、绿色性等观念息息相关。

## 二、教学设计与实施过程

1. 情境导入法  通过大陆与台湾省同根同源案例导入,分析汗和血之间在生理上相互为用,病理上相互影响的机制。反映出同根同源、一荣俱荣一损俱损的文化理念,更加深入地了解中医学的整体观以及阴阳既矛盾又统一的观点。对于疾病发生发展以及治疗的整体观念有进一步的把握。

2. 演示讲授法  通过"夺血者无汗,夺汗者无血"与"衄家不可汗""疮家不可汗"的理论探讨,明确"汗血同源""津血同源"在生理及病理上的同源性,掌握生活上和临床实践中如何处理两者关系。

3. 案例延伸法  通过相关案例的分析,加深"汗血同源"的理论基础及临床指导意义,通过其理论基础认识哲学思想在中医理论的指导作用。

4. 讨论反馈法  引导同学们在深入思考的基础上,讨论大出血的患者在外感的情况下如何运用解表药物?引导学生在相同的机理下会出现不同的病症,这些不同的病症的如何确定治疗法则?

5. 归纳总结法  归纳总结汗血的共同来源、病理上的相互影响、"异病同治"的思想体现以及对临床实践的指导价值。

## 三、教学效果

1. 教学目标达成度　培养学生辩证思维和继承发展思维是教学目标非常重要的一环,尤其对于中医学生来说,我们在讨论"夺血者无汗,夺汗者无血"与"汗血同源"知识内容的同时,融入思政内容。毕竟中医学从其诞生就具有人文科学和自然科学的双重属性,在授课时要遵循中医自身发展规律。

2. 教师的反思　教师通过横向对比、纵向梳理等方式,将本节课知识点的输出与接受作为认识对象进行思考。同时不断获取学生的反馈意见,总结本节教学内容与方法的优势和不足,进一步调整教学设计方案,调整出更优化的教学方案。

3. 学生的反馈　通过不同方式的案例引入,打破教学刻板授课模式,充分发挥学生的主观能动性,提升独立思考、团队合作、研究问题的能力。通过课前预习,课上积极讨论思考,课后查找资料,不仅掌握书本基础知识,对疾病的沿革以及不同阶段的认识,包括现代研究进展都有一定了解,培养其科学发展观。

# 案例四　魄门亦为五脏使

## 一、案例

【原文】

岐伯对曰:脑、髓、骨、脉、胆、女子胞,此六者,地气之所生也,皆藏于阴而象与地,故藏而不泻,名曰奇恒之腑。夫胃、大肠、小肠、三焦、膀胱,此五者,天气之所生也,其气象天,故泻而不藏。此受五脏浊气,名曰传化之腑。此不能久留,输泻者也。魄门亦为五脏使,水谷不得久藏。(《素问·五脏别论》)

【案例介绍】

1. "魄门亦为五脏使"——有诸内必行诸外

(1)人体免疫力下降或者长期忧郁、压抑及严重的精神创伤等不良情绪影响,机体神经、内分泌失调等内在因素会诱发癌变。

(2)有些年轻人网瘾的形成,是因个人内向、自制力差、无成就感、自卑、自闭、压抑、好奇、缺少朋友等造成的。

(3)"读书破万卷,下笔如有神""多一分耕耘,就多一分收获""多一份劳动,就多一份果实""违背规律,必遭惩罚""多行不义必自毙"都表明任何结果都是由一定的原因引起的,没有"无因之果"。

2. "魄门亦为五脏使"的临床应用

(1)张某,男,44岁,2000年5月28日初诊。反复腹泻两年余,加重1个月,自述两年前夏秋之季,因饮食不节,遂致腹痛腹泻,为水样便,当时诊为:急性肠炎。经治疗后,症状好转。但日后常腹泻,稍进油腻之物即腹泻。日2～3次,无黏液血便和里急后重。经肠镜检查无异常。西医诊为:慢性腹泻。近1个月来,出现天明时感腹胀,欲急便泻,泻后则舒,遇温痛减,腰酸疲乏。舌质淡,苔薄白,脉沉细。证属:病延日久,肾中阳气不足,不能暖土固摄。治宜:温补脾肾,涩肠止泻。

（2）陈某,男,72岁,2001年12月13日初诊。患者素有咳喘病(喘急性支气管炎病史)。3天前,因受凉后,出现咳嗽气急,不能平卧,咳痰色黄,胸胁胀满,大便干结,舌质红,苔黄腻,脉滑数。曾用西药抗菌平喘药少效,故加服中药。证属痰热壅肺,腑气不通,妨碍肺气肃降,导致持续咳喘。治宜:宣肺平喘,通腑泄热。

【案例反映的教学内容】

1. "魄门亦为五脏使"产生的机理　"魄门亦为五脏使"是指魄门的启闭功能受五脏之气的调节,而其启闭正常与否又影响脏腑气机的升降。魄门和五脏的关系主要表现在:由于心主神志,为五脏六腑之大主,具有控制、协调脏腑功能的作用,魄门的启闭亦依赖于心神的主宰。肺主气具有宣发肃降之职,并通过经脉络于大肠构成表里关系,大肠的传导气化与魄门的启闭排便,依赖于肺气的推动及宣降作用。脾主运化,胃主受纳,脾胃能将饮食水谷化为水谷精微,并将精微布散全身,大肠的传导功能有赖于气血的充养及津液的滋润,魄门的启闭功能依赖于脾气的升提与胃气的通降。肝主疏泄,能调畅气机,促进气机的升降出入,调节大肠的传导与魄门的开启。肾开窍于二阴,主司二便,大肠的传导功能依赖于肾阳的温煦、气化及肾阴的滋润、濡养,魄门的开启还有赖于肾气固摄作用。

2. "魄门亦为五脏使"的临床指导意义　《素问·五脏别论》云:"魄门亦为五脏使,水谷不得久藏。"王冰注:"魄门,即肛门也。内通于肺,故曰魄门。"《素问·脉要精微论》进一步指出:"仓廪不藏者,是门户不要也……得守则生,失守则死。"《素问·标本病传论》论治则的标本先后时,着重说明"小大不利治其标,小大利治其本"。

3. "魄门亦为五脏使"思维的发挥　事物之间以及事物内部诸要素之间具有相互影响、相互制约和相互作用的关系。联系的普遍性原理要求我们要用联系的观点看问题,既要看到事物之间的联系,又要看到事物内部诸要素之间的联系。人与天地是相互联系的,人身之中的各部位之间也是相互联系的。懂得了联系,就要去发现规律,去发现事物之间的相关关系。

【思政融入点及理念分析】

1. 整体观　"有诸内必行诸外"理论指导下的"辨证求因""司外揣内"是临床认识疾病不可或缺的方法,弥补了现代医学本体论病因认识的缺陷。

2. 现象与本质的统一性　古代医家通过长期大量的临床观察,认为深藏于人体内部的五脏六腑和头面四肢五官七窍等体表组织及器官通过经络而密切的联系着,体内脏腑的各种生理功能和病理变化都可以通过经络作用反映到体表。《灵枢·五邪》云:"邪在肺,则病皮肤痛,寒热,上气喘,汗出,咳动肩背。"

3. 大医精诚的精神　任何疾病都不是突然而起的,它必然要经过或短或长的隐伏阶段。也就是说，病理变化的信息量必须经过一个蓄积过程。在此过程中，疾病虽未发生但已有先兆症状或刚处于萌芽状态，而"上工"则已明察秋毫，"观其冥冥"，根据外在隐晦微细的征象，参合四诊进行辨证论治。《千金要方》亦云："上工医未病之病，中医医欲病之病，下工医已病之病。"

### 二、教学设计与实施过程

1. 情境导入法　通过案例、图片（舌象）等情境式教学方法，引导学生理解"有诸内必行诸外"的含义，明确其思想在中医学中的应用，掌握魄门和五脏之间的关系。

2. 演示讲授法　围绕"魄门亦为五脏使，水谷不得久藏"这句话，具体阐述五脏如何和魄门在生理上构成联系，通过分析泄泻、便秘的机理以及大便的颜色、性状等探讨五脏气机与功能的失常。

3. 案例延伸法　相关案例的引入，加深理解"魄门亦为五脏使，水谷不得久藏"产生的原理以及在临床实践中的具体体现，进一步了解"有诸内必行诸外"在中医理论中的指导价值。

4. 讨论反馈法　引导同学们结合所学理论知识，思考"有诸内必行诸外"在中医中的应用，并将自己的认知通过讨论交流，形成小结反馈给教师，由教师根据反馈了解学生综合运用知识与解决问题的能力。

5. 归纳总结法　根据学生的反馈，结合本节的重难点，归纳总结"魄门亦为五脏使，水谷不得久藏"的理论依据及临床价值，指导学生如何将理论付诸实践。

### 三、教学效果

1. 教学目标达成度　中医认为内在的病变一定会表现为外在的征象，于是主张"司外揣内"，中医对天地自然的认识、对生命与疾病的认知，以及据此而发明的治疗技术、治疗及养生方法等，凝聚着中国人独有的自然观念和人文情感，蕴含着中国人一直持守的思维模式与生命哲学。对学生情感目标及思政目标的达成也属于教学中重要一环，这些目标让知识目标更有追求、更有温度、更加自豪。

2. 教师的反思　中医的难点在于思维性，简单知识点的叠加并不能参透中医，并不能真正引发学生对中医的认同感。《黄帝内经》作为理论提升课，架起理论与临床的桥梁，需要教师在讲授知识点的同时，用中医的思维方式去解释其理论形成，培养学生的思维习惯。"魄门亦为五脏使，水谷不得久藏"这一理论，包含着中国文化中"内"与"外"，"本质"与"现象"等思想的反映。

3. 学生的反馈　从哲学思想角度、中医理论角度，用不同的案例形式，解读"魄门亦为五脏使，水谷不得久藏"这一理论，培养了中医思维，理解了学习内经是为了"知其然知其所以然"的道理。而敬畏天地、顺应自然、强调伦理与秩序、关注人事、注重整体、主张和谐，是中国人一贯的情结。中医历经千年而其内在精神始终不曾有大移易，原因也在于此，中医早已深深地烙下了中华民族精神的印记，中医的理念一直便是中国文化精神内核的外化，是中华民族精神记忆的反映。

## 案例五　权衡以平,气口成寸,以决死生

### 一、案例

【原文】

食气入胃,散精于肝,淫气于筋。食气入胃,浊气归心,淫精于脉。脉气流经,经气归于肺,肺朝百脉,输精于皮毛。毛脉合精,行气于府,府精神明,留于四脏,气归于权衡。权衡以平,气口成寸,以决死生。(《素问·经脉别论》)

【案例介绍】

1."权衡以平,气口成寸,以决死生"——整体与部分的关系

(1)正确处理整体和部分关系的方法论意义,要做到办事情要从整体着眼,树立全局观念、整体观念;想问题、办事情从整体出发,统筹全局,以实现最优目标。

(2)"百家争鸣"为后世津津乐道。这一现象的出现由大的社会环境造成,首先是战国时期,封建经济迅速发展,为学术文化繁荣提供了物质条件;其次,社会大变革(阶级关系的变革、奴隶制的崩溃、封建制的确立),为思想文化繁荣提供了政治前提;再次,私学的兴盛,造就了一批有知识的思想家;最后,各国纷争的局面,促成了思想自由的社会环境。

2."权衡以平,气口成寸,以决死生"的临床应用

(1)刘树农教授于门诊接诊一外地患者,胸闷,无明确心脏病史,诊脉发现,左手脉伏不显,心电图无异常,刘老认为证属心气不宣,为心脉痹阻之先兆。动员患者去急诊室观察,当时未有明显症状,至当天午夜,发生心绞痛,因抢救及时,转危为安。

(2)某院,收治一位慢性肾炎男青年,症状为大量蛋白尿采用免疫抑制剂治疗一周后,白细胞明显下降,白细胞计数在 $500 \sim 600/mm^3$,立即停用化疗。但出现持续性高热,经用大量抗生素治疗,体温仍不退。请张伯臾教授会诊,证见高热,40℃,大汗,口渴,精神困倦,脉象浮大且数,用人参白虎汤治疗,两剂后热退,白细胞上升,病区医生见中药有效,续用原方一周,虽患者体温正常,白细胞也升至正常范围,但精神更加萎靡不振,饮食日见减少。复请张老会诊,见脉象沉细,四肢不温,汗多,舌苔薄白。张老认为系过服寒凉之品,以致脾胃阳气大伤,即易用参芪龙牡加味数剂后,患者脉象比较有力,胃纳知味,精神好转。

【案例反映的教学内容】

1."权衡以平,气口成寸,以决死生"产生的机理　"寸口"虽为人体中的一个局部,但其脉象的变化能够反映全身气血盛衰,是整体观在诊法中的体现与具体运用。其一,气口即寸口,寸口为手太阴肺经所过之部位,肺主气,气帅而血行,故在此可诊得全身之气血。其二,寸口部位有太渊穴和经渠穴。经渠穴是肺经的经穴,太渊穴是肺经的输穴代

原穴。经穴和输穴是经气流注和行经最旺盛、最显著的地方。其三,手太阴肺经起于中焦,为十二经脉循行之终始,中焦脾胃是人体营卫气血生化之源。同时胃气的强弱也直接影响寸口脉的变化。胃气充足,五脏精气充沛,在寸口脉上表现为和缓有力,节律规整,称脉有胃气。因此,脉有无胃气可作为判断死生之依据。

2."权衡以平,气口成寸,以决死生"的现代进展　随着电子技术、传感器技术、计算机技术的飞速发展使脉象图的定量分析系统不断更新,开发了多种脉象分析系统。但是,这些系统的功能达不到脉象客观、定量分析的要求,因此,还需要在中医理论指导下,在现有技术上取得突破性的进展。

【思政融入点及理念分析】

1. 整体观　"脉诊"为具有中医特色的诊察疾病的手段。临证注重体察脉象,以作为了解、判断、分析人体整体情况的一个方面。《难经》中言:"人之有尺,譬如树之有根,枝叶虽枯槁,根本将自生。脉有根本,人有元气,故知不死。"

2. 部分与整体的关系　气口作为手太阴肺经的腧穴,能够诊察出全身气血与脏腑的变化。这是整体和部分之间的辩证关系的体现,整体的稳定和发展决定着部分的发展,而且整体与部分的关系是动态变化的,整个人体功能的变化会引起脉象的变化。

3. 科学发展观　诊法,尤其是脉象,从气口、三部九侯、尺肤诊到寸关尺,其发展是离不开社会环境的变化的,尤其随着信息技术、传感器技术的发展,现如今,又增添了很多如脉诊仪等客观诊疗的研究技术,这都是对中医理论与技术的发展。

## 二、教学设计与实施过程

1. 情境导入法　结合同学之前在《中医诊断学》中所学脉象的知识,再通过案例的引入,引导学生中医整体观的哲学思想,深入理解"头痛治头、脚痛治脚""以左治右、以右治左"等整体观的具体应用。

2. 演示讲授法　围绕食入于胃这个运化的过程,阐述精微物质通过肺朝百脉的输布到达气口,变见于气口,结合《素问·五脏别论》中"气口独为五脏主"的内容,联系前后经文,讲授《内经》中对于气口诊法的意义。引导学生自主联系思考所学经文,达到综合运用的能力。

3. 案例延伸法　根据课堂给出的案例,充分展示脉象在疾病前后的变化,诊察患者疾病的性质,因为"心脉瘀阻",故果断要求患者引起重视,进行急诊治疗。而第二个案例则通过前后脉象的变化,判断疾病的转归。通过案例充分展示脉象在疾病的诊断中的重要作用。

4. 讨论反馈法　让同学查阅资料,分析耳诊、足诊的机理;分析中医学的整体观和现代全息生物学理论的异同,明确中医学的辨证思维。

5. 归纳总结法　诊脉之要,在识脉之别,犹如辨证,边整不清,不得病机;识脉不清,不得所然。脉诊也是四诊中最难学,也是最能洞悉脏腑变化,阴阳之升化的诊法。为了更好地学习脉象,学生可结合古籍《濒湖脉学》加深理解。

### 三、教学效果

1. 教学目标达成度　中医认为,人体自身、人与自然界之间都是相互联系、相互制约的,人体所表现出来的象一定是符合自然之象的,而对人体而言,整体影响部分,而部分(在外之象)反映了整体的变化。在本节中,同学们需要掌握诊脉的原理这个知识点外,还要延伸到脉象的发展脉络,在课下要加强 28 种脉象的鉴别学习。在思政内容上,结合中医的整体观、发展观等思维特点推进对理论知识内容的理解。

2. 教师的反思　《黄帝内经》知识丰富、内容繁多,学生对知识的渴望也是非常强烈的,尤其对于内经中理论如何指导临床有很大的激情。教师在指导学习时,要把握课堂时间,对重点难点进行阐述,并引导学生在课下利用教学资源进行深度学习。并利用多种教学方法促进学生学习的主动性与积极性,实现学生的情感目标。

3. 学生的反馈　通过课上课下的学习,充分体会到古代医家通过"取类比象",运用认知语言中隐喻的概念,将"心中了了,指下难明"的脉象,概括为日常生活中常见的事物或现象,利用形象生动的语言表达了深奥的脉象,便于我们更好地学习。并在深刻体会脉象语言描述内涵的同时,结合临床脉诊实践参透其中奥妙。

# 第四章 经 络

经络是人体运行气血的通道,由经脉和络脉以及经别、经筋、皮部构成。经络纵横交贯,遍布全身,将人体内外、脏腑、肢节联系成一个有机的整体。其生理功能主要表现在以下几个方面:沟通表里上下,联系脏腑器官;通行气血,濡养机体组织;传导感应;调节脏腑器官功能;抗御病邪,保卫机体。

## 一、教学目标

1. 知识目标　掌握经脉在人体中的作用,十二经脉的循行路线,"是动病"与"所生病"的机理。

2. 能力目标　理解十二经脉及奇经八脉的循行路线和作用,培养学生运用经络理论解决临床实际问题的能力。

3. 思政目标　拓展学生的国际人文视野,树立民族自豪感。

## 二、相关知识板块的思政元素分析

1. 拓展学生的国际视野　通过展示中医药海外中心的建立及针灸作为中医药的名片走向世界,拓展学生的国际人文视野,树立民族自豪感,增强文化自信。

2. 培养中医思维　通过关于经络循行及作用在临床中应用的案例分析,培养学生中医临床思辨能力。

# 案例一　十二经脉循行

## 一、案例

【原文】

肺手太阴之脉,起于中焦,下络大肠,还循胃口,上膈属肺,从肺系横出腋下,下循臑内,行少阴心主之前,下肘中,循臂内上骨下廉,入寸口,上鱼,循鱼际,出大指之端;其支者,从腕后直出次指内廉,出其端……

肝足厥阴之脉,起于大指丛毛之际,上循足跗上廉,去内踝一寸,上踝八寸,交出太阴之后,上腘内廉,循股阴入毛中,过阴器,抵小腹,挟胃属肝络胆,上贯膈,布胁肋,循喉咙之后,上入颃颡,连目系,上出额,与督脉会于巅;其支者,从目系下颊里,环唇内;其支者,复从肝别贯膈,上注肺。(《灵枢·经脉》)

【案例介绍】

### 中医针灸全球传播

作为世界非物质文化遗产的代表,中医针灸是根植于中华传统中医文化土壤里的一种传统诊疗手段,其全球传播的范围之广、国际化成熟度之高是中华传统文化中的佼佼者,成为中华文化在世界范围内传播的重要使者和窗口。

约从公元6世纪开始,中医针灸在朝鲜、日本、越南等国家流传。在"大航海时代",中医针灸随着中西方经济贸易和文化交流增多而开启了中医针灸向欧洲的传播,此时的传播者不仅来自中国本土,还有来自日本、越南、印度尼西亚等国。20世纪70年代至今是中医针灸全球传播的第三阶段,短短的50年时间里,中医针灸的全球传播进入了快速发展阶段。

中医针灸承载了我国传统的中医文化内涵,中医针灸在国际社会被广泛地认同为"以针带药、以针带药"的发展策略提供了可能性,中医针灸的全球传播迎来了天时、地利、人和的大好时机。

【案例反映的教学内容】

十二经脉是经络系统中的主干部分,分别联系脏腑与肢体,为人体气血运行的主要通道。十二经脉有一定的循行路线、交接次序及走向规律,同时与脏腑有特定的络属关系。十二经脉首尾相贯,如环无端,气血周流,无有休止,从而维持着人体正常的生命活动。针灸疗法是《内经》中治疗疾病的主要治疗手段,针灸疗法除广泛用于治疗常见病外,还用于治疗肿瘤、不孕症、肥胖症等疑难杂症,并在世界范围内得到重点关注,成为中医众多自然疗法的代表,也是中医学理论中最具特色的部分。

【思政融入点及理念分析】

### 拓展学生的国际视野

《内经》系统总结了经络学说,并将针灸疗法广泛运用于各种疾病的治疗当中,从而被认为是中国的"第五大发明"。受世界卫生组织委托,在北京、上海和南京建立了国际针灸培训中心,并成立了非政府性针灸团体国际组织——世界针灸学会联合会,总部设在北京。通过展示中医针灸在海外的传播发展历程及现状,说明中医针灸的全球传播迎来了一个难得的历史机遇,拓展学生的国际人文视野,树立民族自豪感,增强中医文化自信。

## 二、教学设计与实施过程

1. 演示讲授法　通过讲解中医针灸在海外的传播发展历程及现状、海外医学中心建立图片展示等,帮助学生了解经络的运用及针灸的作用,拓展学生的国际人文视野,树立民族自豪感,增强中医文化自信。

2. 讨论法　通过中医针灸从古至今海外传播历程的讲解,引导同学们深入思考在随着全球人口老龄化和慢性疾病的不断增加、人们对医疗保健的要求也越来越高,中医针灸作为一种独特、温和的治疗方法可以有效缓解各种慢性疾病的症状的优势下,讨论如何更好促进中医针灸在全球发挥更大的作用,造福更多人。

## 三、教学效果

1. 教学目标达成度　注重思政目标与知识、能力的有机结合。围绕十二经脉的循行路线进行讲授,进而延伸到中医针灸在海外的传播与发展,既满足了同学们对知识的掌握与渴求,又达到了拓展学生的国际人文视野、增强中医文化自信的目的。

2. 教师的反思　教师要多探索融入角度与融入路径,总结本节教学内容与方法的优势和不足,结合学生的参与度、接受度、反映度,进一步调整教学设计方案,结合更合适本节案例的教学方法,真正达到"润物细无声"的效果。

3. 学生的反馈　通过中医针灸从古至今海外传播历程的引入,形象生动,内容丰富,能调动学生情绪,激发学生对经络学习的兴趣,拓宽了学生的国际视野,巩固了中医专业精神。

# 案例二　胆经病马刀侠瘿汗出振寒

## 一、案例

【原文】

胆足少阳之脉,起于目锐眦,上抵头角,下耳后,循颈行手少阳之前,至肩上,却交出手少阳之后,入缺盆。其支者,从耳后入耳中,出走耳前,至目锐眦后;其支者,别锐眦,下大迎,合于手少阳,抵于䪼下,加颊车,下颈合缺盆,以下胸中,贯膈络肝属胆,循胁里,出气街,绕毛际,横入髀厌中;其直者,从缺盆下腋,循胸过季胁,下合髀厌中,以下循髀阳,出膝外廉,下外辅骨之前,直下抵绝骨之端,下出外踝之前,循足跗上,入小指次指之间;其支者,别跗上,入大指之间,循大指歧骨内,出其端,还贯爪甲,出三毛。

是动则病口苦,善太息,心胁痛不能转侧,甚则面微有尘,体无膏泽,足外反热,是为阳厥。

是主骨所生病者,头痛,颔痛,目锐眦痛,缺盆中肿痛,腋下肿,马刀侠瘿,汗出振寒,疟,胸胁肋髀膝外至胫绝骨外踝前及诸节皆痛,小指次指不用。(《灵枢·经脉》)

【案例介绍】

郭某,女,56岁,1986年春季诊治。该患者居住在江南某市,因高热39～39.5℃月余求治。其热型每于汗出后略有下降,但两小时后又出现恶寒,旋即高热复起。经检查血白细胞1.8万,且发现少数幼稚细胞;腋下、颌下、腹股沟处淋巴结肿大。因而怀疑为"癌症",欲来北京就医,又恐患者于路途中发生危险,只得通过电话联系求治。询知尚有口苦、恶心,饮食不进,消瘦,大便干,数日一行。素有风湿性心脏病,体质较弱。

据其马刀侠瘿、汗出振寒诸表现,认证为胆经郁热,阳明失于和降。宜两解少阳阳明,以大柴胡汤加味,急祛其邪。

柴胡8 g,赤白芍各10 g,半夏10 g,黄芩12 g,炒枳实10 g,生大黄4 g(后下),玄参12 g,炒栀子10 g,干荷叶8 g,川金钱草15 g,大枣7枚,生姜3片。3剂,每日1剂,水煎分温3次服。

3日后来电话云:药后大便已通,体温有所下降,最高不超过38℃,能稍进流食。嘱原方再进2剂,并处新方备用:

柴胡8 g,赤白芍各10 g,黄芩12 g,半夏10 g,炒枳实10 g,生大黄2 g(后下),大枣7枚,生姜3片,川金钱草15 g,杏仁10 g,浙贝母10 g,生苡仁15 g,茯苓12 g,炙甘草6 g。5剂,每日1剂,水煎分温2次服。当即用信函将药方寄出。

信函发出后1日,来电话云:体温明显下降,最高不超过37.6℃,略思饮食,恶心已除。但发生咳嗽。回说:药方已寄出,其中有止咳药物,可照方服药。虽然略能进食,但不可多食难消化及油腻之物。

如此用疏利少阳为主的方法治疗半月,服药10余剂,体温恢复正常,咳嗽亦止。淋巴结肿逐渐消退。身体平复。(《王洪图内经临证发挥》)

【案例反映的教学内容】

《灵枢·经脉》云:"胆足少阳之脉……腋下肿,马刀侠瘿,汗出振寒,疟。"少阳经居身之两侧、半表半里之间,故病有振寒发热如疟的症状,热邪内郁则可见腋下、耳后等处肿胀成瘰,因其病在耳后如帽缨,故谓"侠瘿";又因肿块长大,故称"马刀",即属于现代所说淋巴炎或淋巴结核之类病症。

【思政融入点及理念分析】

## 培养中医思维能力

该案例有明显的少阳经脉失和的现象,出现了《灵枢·经脉》所谓"胆足少阳之脉……是主骨所生病者……腋下肿,马刀侠瘿,汗出振寒,疟"。既有少阳不和,又兼阳明实热,理应用大柴胡汤治疗。加玄参,以免泻热而伤阴;复诊方用浙贝母、杏仁,本原在"佐金平木",因其胆气郁久,难免"木火刑金",应予预防,后果然出现咳嗽,正应其验。通过运用足少阳胆经循行及其所生病在临床中应用的案例,培养学生中医思维能力。

## 二、教学设计与实施过程

1. 演示讲授法　学习《内经》要重视内经经文与临床的结合,重视经文对临床的指导,提高临床疗效,通过《灵枢·经脉》足少阳胆经循行路线及所生病的讲解,让学生意识到理论对临床的指导意义。

2. 案例法　通过学习《王洪图内经临证发挥》《胆经病马刀侠瘿汗出振寒》案例,有助于运用经络理论中医思维能力,加深对经脉循行及是动病、所生病的理解。

## 三、教学效果

1. 教学目标达成度　注重思政目标与知识、能力的有机结合。通过《灵枢·经脉》足少阳胆经循行路线及所生病的讲解及《胆经病马刀侠瘿汗出振寒》案例展示,既满足了学生对知识、能力的掌握与训练,又达到了培养学生中医思维的思政目标。

2. 教师的反思　教师要多搜集与教学内容相关的课程思政点,总结本节教学内容与方法的优势和不足,结合学生的参与度、接受度、反映度,进一步调整教学设计方案。

3. 学生的反馈　通过《王洪图内经临证发挥》《胆经病马刀侠瘿汗出振寒》案例引入,形象生动,内容丰富,能调动学生情绪,激发学生对经络学习的热情,引导学生培养中医思维能力。

# 第五章 病因病机

关于疾病的发生,《内经》以"邪正相争"阐明其机理,以六淫疫邪侵袭,饮食、劳伤与七情失调概括其致病方式,从致病因素与机体抗病能力相互作用的结果,审求其病理意义的病因学、发病学理论,即"审证求因"。关于疾病变化的机理,《内经》着眼于宏观、动态地分析其整体机能失调的方式、状态和过程,提出了以脏腑、经络、气血津液病变为基础的表里出入、寒热进退、邪正虚实、气血运行紊乱和疾病传变等理论,成为临床诊病论治的理论基础。

## 一、教学目标

1. 知识目标　掌握"两虚相得"的发病观、阳气失常的病机及变化、生病起于过用、病机十九条的机理及其应用、百病生于气的机理,熟悉煎厥与薄厥的特点,了解"五实死"和"五虚死"的机理、"旦慧、昼安、夕加、夜甚"对疾病的影响。

2. 能力目标　能运用煎厥与薄厥的病因病机指导临床辨证论治、病机十九条对临床的指导,掌握"阳虚则寒、阴虚则内热、阳盛则外热、阴盛则内寒"的经义与现代病机的区别,培养中医辨证思维和自主探究能力。

3. 思政目标　增强对中医药和中华优秀传统文化的兴趣和热爱;培养社会主义和谐价值观;形成过者为害的哲理观;树立无神论思想及崇尚科学的精神;培养良好的生活习惯和健康的生活理念;加强中医思维、守正创新精神培养,巩固中医专业精神。

## 二、相关知识板块的思政元素分析

1. 天人相应的整体观　《灵枢·顺气一日分为四时》"旦慧昼安夕加夜甚"发病规律,结合外感病的发病规律讲解,培养天人相应的整体观及人与自然和谐统一观。

2. 唯物主义世界观与科学精神　通过对《灵枢·贼风》"因加而发"发病讲解并结合临床案例,说明《内经》崇尚科学,不认可鬼神所作的科学精神。

3. 过者为害的哲学思辨观　通过生活例子及名著故事导入,深入理解《素问·经脉别论》"生病起于过用",有助于理解"过犹不及""过则为灾"的哲理观。

4. **培养辨证思维** 通过对《素问·至真要大论》"病机十九条"理论及临床案例讲解，理解十九条病机的内在联系与区别，加强"同病异治与异病同治"辨证思维培养。

5. **守正创新精神** 通过对《素问·生气通天论》"煎厥、薄厥病机与现代研究"的深入思考，延伸至当前研究热点肝脑相维、肾脑相维的现代研究进展，培养守正创新精神。

6. **良好的生活方式与健康的生活理念** 通过讨论《素问·生气通天论》"煎厥、薄厥病因与生活方式"、《素问·经脉别论》"生病起于过用"等，引导学生树立良好的生活方式与健康的生活理念。

7. **中华传统文化自信与文化认同感** 引用名著里的案例，加深学生对中华传统文化的自信，培养文化认同感。

8. **根植爱国情怀、培养整体观念** 毛主席"避实击虚"巧退敌体现了"两虚相得"发病的知识要点，这提醒我们国泰民安的大好局面来之不易，我们牢记先烈们的牺牲，要珍惜这来之不易的和平。同时也告诫我们"不能谋全局者，不足以谋一域"，治病过程中我们要放眼全局，时刻不要忘记"整体观念"。

9. **坚定不移走中国特色社会主义道路，实现中国式发展** 国家的发展和中医"同病异治"有相似之处，应立足基本国情进行"异治"，达到侧重性发展的目的。坚定不移地走中国特色社会主义道路，才能不断地促进中国的发展。

# 案例一 煎厥与薄厥

## 一、案例

【原文】

阳气者，烦劳则张，精绝，辟积于夏，使人煎厥。目盲不可以视，耳闭不可以听，溃溃乎若坏都，汩汩乎不可止。阳气者，大怒则形气绝，而血菀于上，使人薄厥。有伤于筋，纵，其若不容。（《素问·生气通天论》）

【案例介绍】

1. 煎厥、薄厥的病因和生活方式

(1) 诸葛亮——鞠躬尽瘁死而后已 《三国演义·一百零三回》："懿问曰：'孔明寝食及事之烦简若何？'使者曰：'丞相夙兴夜寐，罚二十以上皆亲览焉。所啖之食，日不过数升。'懿顾谓诸将曰：'孔明食少事烦，其能久乎？'"

(2) 三气周瑜 《三国演义·五十一回》：周瑜和诸葛亮约定，如果周瑜夺取南郡失败，刘备再去取，周瑜第一次夺取失利受伤，然后又将计就计，打败了曹兵，但是诸葛亮却乘机夺取了南郡等地，既没有违约，又夺取了地盘。气得周瑜金疮迸裂，摔下马来。

《三国演义·五十五回》：刘备的夫人死后，孙权按照周瑜的计策假装把自己的妹妹孙尚香许配给刘备，想把刘备骗到东吴，再将其杀害。谁知吴国太（孙权的母亲）看中了刘备,不仅不许孙权杀他,还真要把孙尚香许配给他。周瑜便想让刘备长期与诸葛亮、关羽、张飞等人隔开,并且用声色迷惑刘备,使之丧失得天下的雄心,但是失败了。诸葛亮又使计让刘备安然地回到了荆州,周瑜来追赶但是中了埋伏,周瑜急忙逃回船上,听到岸上刘备士兵大叫"周郎妙计安天下,赔了夫人又折兵"。周瑜气得金疮再次迸裂。

《三国演义·五十六回》:刘备向东吴借取荆襄九郡,图谋发展壮大自己,然而东吴怕养虎为患,等刘备强大后势必对自己构成威胁,三番五次要求其归还荆州,刘备和诸葛亮就以攻取西川后,必还荆州为由,但迟迟不攻取,此举令周瑜气急败坏,遂想出了过道荆州帮助刘备攻取西川,因为欲攻取西川必须途经荆襄,可是周瑜实则是为了攻取荆州,此计却被诸葛亮识破,使得周瑜被围,周瑜气急吐血又加之旧伤复发,不治身亡。

2. 煎厥、薄厥的病机与现代研究

(1)某女,42岁,素体虚弱,摆摊为生,操劳过度,2015年8月于午后突然短暂昏厥,醒后头晕眼花,耳鸣,发热,面赤足冷,多汗,乏力,神疲,心慌,肢颤,口燥咽干,舌质红瘦,苔白花剥,脉细数无力。

(2)某男,64岁,平素血压170/110mmHg。2015年12月与子女争吵后出现短暂头晕、昏厥。苏醒后感觉头晕,头昏,两太阳穴胀痛,耳鸣,面红耳赤,左侧肢体时觉不遂。曾经某医师处方降压药及补阳还五汤,初服无显效,服至第二剂时症状开始加重。就诊时舌红,苔黄腻而干,脉弦大略数,其他无可述。

【案例反映的教学内容】

1. 煎厥、薄厥的病因和生活方式

(1)司马懿通过诸葛亮"食少、事烦"判断他难以长久。《三国演义》里面的诸葛亮,他一生"鞠躬尽瘁、死而后已",留下大业未完,原因就在于烦劳过度。煎厥是古病名,病因就是烦劳过度,导致阴精衰竭,阳气过亢,出现的突然昏厥、不省人事。

(2)《三国演义》里"三气周瑜",周瑜大怒之下吐血,加之旧伤复发,不治而亡,就属于薄厥的严重情况。薄厥也是古病名,病因就是大怒,引起肝阳上亢,气血逆乱于上,出现的突然昏厥、不省人事,甚至肢体不能随意运动的后遗症。

2. 煎厥、薄厥的病机与现代研究

(1)煎厥病机是烦劳阳亢,煎灼阴液,夏季阳盛,阴不制阳,性质属于本虚标实,病位在肝肾,类似暑厥、过劳死、猝死等病。

(2)薄厥病机是大怒伤肝,阳气上逆,血随气逆,郁积于上,性质属于实证,病位在肝,类似中风。

【思政融入点及理念分析】

1. 提高文化自信,坚定中医专业精神　通过《三国演义》的两个著名人物学习煎厥和薄厥,很多文学作品中包含有丰富的中医药内容。中华优秀的传统文化是中医药的根和魂,给中医药提供了充足的养分,中医药才能长成参天大树。国医大师裘沛然曾谓:医学是小道,文化是大道,大道通,小道易通。引导学生多阅读中国古典文献,不仅有利于《内经》的学习,对中医的学习也是大有裨益。

2.培养良好的生活习惯和健康的生活理念　很多人尤其是年轻人经常熬夜,通过学习煎厥的发病,并结合前面的学习,同学们知道阳主动、阴主静,晚上血归于肝,肝肾精血同源,熬夜消耗肝肾精血,导致阴精亏虚,阳气过亢,容易出现过劳死、失眠等一系列问题,我们身边很多精英人群由于长期压力过大、睡眠不足,引起猝死、过劳死的悲剧。

通过学习薄厥的发病,大怒会导致血郁于上,引起中风。《素问·举痛论》中有"怒则气逆,甚则呕血及飧泄,故气上矣"。大怒伤肝,肝阳逆乱于上,血随气涌郁积于脑,引起中风。虽然七情五志是正常的情绪反应,但是情志过激往往会引起很多疾病,因而《素问·举痛论》提出"百病生于气"。

可以看出煎厥、薄厥的病因与生活方式密切相关,不良的生活方式,尤其是过劳及情志过激与很多疾病息息相关。因而,《素问·经脉别论》提出"春秋冬夏,四时阴阳,生病起于过用,此为常也"。因而要建立适度、自然、和谐养生观。做到《素问·上古天真论》所讲"法于阴阳,和于术数,食饮有节,起居有常,不妄作劳"才能"形与神俱";树立恬惔虚无的心态,才能健康长寿。每个人从年轻时就要养成良好的生活习惯和健康的生活理念才能更好地学习和工作,健康长寿,做到"为祖国健康工作五十年"的目标。

3.推动守正创新,培养创新思维　煎厥的病机属于阴虚阳亢,病位在肝肾。那么,肾与脑、心的关系?根据中医理论,肾主骨生髓通于脑,《素问·灵兰秘典论》谓之"肾者,作强之官,技巧出焉",可见肾与脑关系密切;心与肾的关系是水火共济。现代医学中下丘脑-垂体-肾上腺轴(HPA),是神经内分泌系统的重要部分,参与控制应激反应。那么,煎厥的发病与HPA轴失调有没有关系?薄厥的病机,属于大怒伤肝,肝阳上亢,病位在肝。那么,肝与脑的关系?《素问·至真要大论》所谓"诸风掉眩,皆属于肝"的现代研究进展?薄厥发病与中枢皮层、边缘系统、下丘脑-垂体-肾上腺轴等多个脑区的关系是什么?

从古到今,中医药从来不乏创新。同学们要牢记习近平总书记的告诫"做好守正创新、传承发展工作,积极推进中医药科研和创新",将中医理论与现代研究相结合,既要守正又要创新,推动中医药发扬光大。

4.培养中医思维,树立中医思辨精神　前面引用的案例中,为什么前医用降压药及补阳还五汤无效,甚至加重?原因在于没有抓住薄厥的病因病机,补阳还五汤主要针对的是气虚血瘀类中风后遗症,里面大量补气升提的黄芪会加重肝阳上亢的症状,而薄厥主要病机就是肝阳上亢,不仅效果不明显,反而会加重。始终强调中医的灵魂在辨证,培养中医思维。

## 二、教学设计与实施过程

1.PBL教学法　课前布置作业,预习《素问·生气通天论》中关于"煎厥与薄厥"内容,整理《三国演义》"诸葛亮"及"三气周瑜"的相关记载,提出需要解决的问题。

2.演示讲授法　通过"诸葛亮"及"三气周瑜"图片等,帮助学生回顾相关内容,使同学们意识到煎厥、薄厥发病与生活方式密切相关。

3.案例法　提供临床典型病例,同学们通过病例分析,有助于巩固煎厥、薄厥的病因病机、症状、治疗等内容,并延伸到煎厥、薄厥的病机与现代医学的关系,有助于提高创新思维和中医思辨能力。

4. 讨论法　引导同学们在深入思考的基础上,讨论为什么过度烦劳会导致阴精竭绝?为什么不提倡熬夜?肾与脑、心的关系?肝与脑的关系等?

5. 归纳总结法　从病因、发病条件、病机、临床表现、治法等方面归纳总结煎厥与薄厥的异同点。

### 三、教学效果

1. 教学目标达成度　注重思政目标与知识、能力的有机结合。始终围绕煎厥与薄厥的病因病机、辨证治疗开展课程思政案例融入,既满足了同学们对知识、能力的掌握与渴求,又体现了思政的"有温度""有亲和力""有张力",真正做到以思政之"盐"融入《内经选读》课程之汤。

2. 教师的反思　教学既是技术,又是一门艺术。教师要多探索融入角度与融入路径,总结本节教学内容与方法的优势和不足,结合学生的参与度、接受度、反映度,进一步调整教学设计方案,结合更合适本节案例的教学方法,真正达到"润物细无声"的效果。

3. 学生的反馈　通过案例引入,形象生动,内容丰富,能调动学生情绪,激发学生对本学科知识的兴趣,从现在起控制情绪、减少熬夜,树立良好的生活方式和健康的生活理念,多查阅知网及 SCI-hub 等文献,将中医理论与现代研究相结合,碰撞出创新的火花。

## 案例二　生病起于过用

### 一、案例

【原文】

故春秋冬夏,四时阴阳,生病起于过用,此为常也。(《素问·经脉别论》)

【案例介绍】

1. 水能载舟,亦能覆舟　《荀子·哀公》提到"水能载舟,亦能覆舟",用来形容统治者与百姓之间的关系,统治者如船,老百姓如水,水既能承载船航行,使船安稳地航行,也能将船推翻吞没,使船沉于水中。历史上秦的暴政,造就了一个短命王朝,秦始皇对百姓实行极其严苛的统治,推行法家主义,严重限制了人们的自由,同时对农民极尽剥削,在统一后大兴土木,对农民实行沉重的徭役和赋税,民不聊生。压迫过度,必然引起反抗。陈胜、吴广于大泽乡发动了中国历史上第一次大规模的农民起义,建立起中国历史上第一个农民政权——张楚政权,从根本上动摇了秦王朝的统治基础,秦五年而亡。

2. 笑煞老牛,气死金兀术　《说岳全传》有一个著名的桥段"笑煞老牛,气死金兀术"。岳飞和金兀术是南宋后期的两位著名将领,在一次交锋中,金兀术阵前嘲笑牛皋,称其

"老牛",结果牛皋火冒三丈,他决定想方设法打败金兀术。最终在一次战斗中,牛皋巧妙地利用地形和战术,成功地击败了金军,老牛仰天大笑。金兀术非常生气,亲自上阵与牛皋决斗,但最终败给了牛皋,金兀术在失败和羞辱的双重打击下,气得跄踉倒地而死,而牛皋因为胜利和复仇的喜悦,大笑不止,最终笑死了。

3.《儒门事亲》"过食紫樱"案 一富家女子十余岁,好食紫樱,每食即二三斤,岁岁如此,至十余年。一日潮热,如热劳。戴人诊其两手脉,皆洪大而有力,谓之曰:他日必作恶疮肿毒,热上攻目,阳盛阴脱之证。其家大怒,不肯服解毒之药。不一二年,患一背疽如盘,痛不可忍。

舞水一富家有二子,好食紫樱,每日啖一、二升。半月后,长者发肺痿,幼者发肺痈,相继而死。

【案例反映的教学内容】

1. "过用"能"覆舟" 秦朝统治者的暴政,过度压迫人民,最终引起人民反抗,走向了灭亡。这与"生病起于过用"有相似之处,"过用"被视为人体致病的普遍规律,疾病的产生是由于内在或外界各种因素发生异常变化,超过人体的适应限度,损伤脏腑气血所导致的。因此,对于人体而言,与人体生命活动密切相关的各种因素既不可缺少也不可为过。"浮舟"和"覆舟"关键就在于它们与机体的关系如何,它提醒人们事物用之得当则有利,反之必有弊害,协调而为"用"则能载舟,是健康的保证;失调而"过用"则能覆舟,是疾病的根源。

2. 情志过用 《素问·阴阳应象大论》有"人有五藏化五气,以生喜怒悲忧恐。故喜怒伤气",《素问·举痛论》亦曰"有余知百病生于气也,怒则气上,喜则气缓,悲则气消,恐则气下,寒则气收,炅则气泄,惊则气乱,劳则气耗,思则气结"。牛皋和金兀术二者的死亡均是由于七情太过所致,情志太过伤及相应的脏腑,影响气的正常运行,导致气血不和、脏腑功能紊乱。

3. 饮食过用 《儒门事亲》记载的这二则"过食紫樱"医案,最终造成"背疽如盘,痛不可忍",甚至兄弟二人相继而亡的严重后果。张子和所言"百果之生,所以养人,非欲害人",说到底,还是人的问题,不知饮食有节。任何食物都是有偏性的,不可食之太过。正如《素问·至真要大论》所论:"夫五味入胃,各归所喜,故酸先入肝,苦先入心,甘先入脾,辛先入肺,咸先入肾,久而增气,物化之常也。气增而久,夭之由也。"

【思政融入点及理念分析】

## 树立良好的生活理念和养成健康的生活方式

"人有五藏化五气,以生喜怒悲忧恐",七情五志本是人的正常情绪,但是太过就会损伤脏气,出现气"上、缓、消、下、乱、结"等不同的病理改变,产生诸多病证。

樱桃味甘而入脾,能温脾胃,升脾阳,可调中益气,但樱桃亦入肝而温肝,升发之力很强,易动风,风邪伤到脾胃容易引起呕吐,甚至还会将一些痼疾引发出来,故"诸病皆忌",尤其是"旧有热病及喘嗽者,得之立病,且有死者也"(《本草衍义补遗》)。因而,无论再喜欢吃的食物,都要有所节制,不可太过。

因此,凡超越人体正常范围,致使脏腑发生损伤,生理功能、心理活动遭受破坏的各种因素,均属"过用"。从发病学角度而言,无论外感或内伤致病,都符合"生病起于过用"的规律。《内经》病因学的重要思想,说明自然、适度是重要的养生道理,无论工作或生活,精神还是物质,从心理和环境方面,都需要树立自然、适度的养生态度。

### 二、教学设计与实施过程

1. PBL教学法　课前布置作业,预习《素问·经脉别论》"故春秋冬夏,四时阴阳,生病起于过用,此为常也"经文,提出需要讨论的问题。比如"生病起于过用,包含哪些内容?""每天走5万步,是不是过用?""暴饮暴食损伤脾胃,节食减肥是不是有利健康"等问题,启发学生思考。

2. 演示讲授法　通过课堂呈现经文及"水能载舟,亦能覆舟"典故和"笑煞老牛,气死金兀术"故事引入,加深学生理解"生病起于过用"的深层次内涵,使同学们认识到养成适度、自然养生观的重要性。

3. 案例法　提供《儒门事亲》二则"过食紫樱"医案,请同学们逐步分析,加深了同学们对《素问·生气通天论》"阴之所生,本在五味;阴之五宫,伤在五味"的理解,更有助于深入理解"生命起于过用"。

4. 讨论法　引导同学们在掌握知识目标的基础上,讨论"思虑操劳过度容易引起疾病,无所事事是不是有利于健康,长期不动脑与阿尔茨海默病发病的关系""过度劳作引起关节能过早磨损,过度安逸是不是有利于健康,过逸与中风发病的关系"等问题,在讨论中激发思考。

### 三、教学效果

1. 教学目标达成度　注重思政目标与知识、能力的有机结合。围绕《素问·经脉别论》"生病起于过用"开展课程思政案例融入,引导学生课前预习、课中讨论,启发思考,既满足了同学们对知识、能力的理解和掌握,又体现了思政的温度、人情味与亲和力。

2. 教师的反思　《素问·经脉别论》"生病起于过用"与发病的关系,从四时气候、精神情志、饮食五味、劳逸、治疗方法等方面的"过用",引导同学们树立良好的生活理念和养成健康的生活方式。不能单纯靠课堂灌输或者仅讲大道理,要让学生有感受,有思考,自己得出有价值有意义的结论,自己升华提高认识水平。如何让育人教育目标不枯燥、不生硬,对学生而言能入耳动心,还要多下功夫去设计。

3. 学生的反馈　通过"水能载舟,亦能覆舟"典故和"笑煞老牛,气死金兀术"故事引入,同时引用《儒门事亲》二则"过食紫樱"医案,再加上同学们课堂的讨论,联系生活实际,不仅深入理解了"生病起于过用",同时也让同学们认识到了树立良好的生活理念和养成健康的生活方式的重要性。

## 案例三 因加而发

### 一、案例

**【原文】**

岐伯曰:此皆尝有所伤于湿气,藏于血脉之中,分肉之间,久留而不去。若有所堕坠,恶血在内而不去,卒然喜怒不节,饮食不适,寒温不时,腠理闭而不通。其开而遇风寒,则血气凝结,与故邪相袭,则为寒痹。其有热则汗出,汗出则受风,虽不遇贼风邪气,必有因加而发焉。(《灵枢·贼风》)

**【案例介绍】**

1. 现代医学的过敏反应　过敏反应是指已产生免疫的机体在再次接受相同抗原刺激时所发生的组织损伤或功能紊乱的反应。过敏常常发生在一部分相对固定的人群中,因为此类人群具有过敏体质,属于先天免疫功能异常。然而具有过敏体质的人不一定会发生过敏,当具有过敏体质的人首次接触到过敏原(抗原)后,机体并不会产生过敏的症状,但是体内 B 细胞便会产出一种相应的特异抗体,当这种特异性抗体积累到一定数量时,如果再次接触到这种抗原,特异性抗体便会与其相结合,使机体介质细胞脱颗粒,释放多种介质,从而产生一系列过敏症状。由此可见,过敏的发生有一个条件,就是必须能够多次接触同种过敏原。这有助于理解对为什么对某种花粉过敏的人只会在春天发生过敏,而在其他季节就不会发病,正是由于这种花只在春天开放,只有在春天才可能接触到它的花粉的缘故。

2. 《骆驼祥子》虎妞难产　祥子,小福子,收生婆,连着守了她三天三夜。她把一切的神佛都喊到了,并且许下多少誓愿,都没有用。最后,她嗓子已哑,只低唤着"妈哟! 妈哟!"收生婆没办法,大家都没办法,还是她自己出的主意,教祥子到德胜门外去请陈二奶奶——顶着一位虾蟆大仙。

陈二奶奶带着"童儿"——四十来岁的一位黄脸大汉——快到掌灯的时候才来到。上香后,画符,然后给虎妞一丸药,和神符一同服下去。虎妞服下去神符,陈二奶奶与"童儿"吃过了东西,虎妞还是翻滚地闹。闹到了一点多钟,她的眼珠已慢慢往上翻。陈二奶奶和"童儿"已经偷偷地溜了。祥子没顾得恨她,而急忙过去看虎妞,他知道事情到了极不好办的时候。虎妞只剩了大口地咽气,已经不会出声。收生婆告诉他,想法子到医院去吧,她的方法已经用尽。祥子心中仿佛忽然的裂了,张着大嘴哭起来。虎妞在夜里十二点,带着个死孩子,断了气。

**【案例反映的教学内容】**

1. 因加而发的病机　现代医学的过敏反应与中医"因加而发"有相似之处,首次接触过敏原并不会立即发病,而是潜伏在人体内,经过一系列的复杂过程,等到人体再次接触过敏原时,发生剧烈的过敏反应。"因加而发"是指人体感受邪气之后,由于病邪未亢盛到可以发病,而正气亦未强大能祛除病邪的程度,二者处于某种水平上的暂时平衡状态,而邪气存留于体内,一旦某种条件或诱因使病邪增强或使正气减弱,上述平衡打破则发病。过敏原正如伏邪,此时并不具备发病的条件,等到人体再次接触相同的过敏原,邪气更加亢盛胜过人体正气,此时伏邪合新邪致病,症状更加严重。

2. 道无鬼神　《骆驼祥子》中,虎妞难产的时候,虎妞首先想到的是鬼神作祟,依靠"祝由术"来催生,术士也正是抓住患者这一心理,对患者进行治疗。古人由于对自然界认识不足,由此产生对神秘性事物的崇拜,鬼神信仰即为此代表。中国传统一向崇奉鬼神,重视祭祀。人们普遍相信鬼神可以降下灾难使人生病,由此产生了鬼神病因观。虎妞难产的病因应责之自身,妊娠期间缺乏运动,饮食不节,而不是仅靠求助于鬼神,耽误病情,造成难以挽回的效果。《素问·五藏别论》言"拘于鬼神者,不可与言至德",认为医学问题是科学问题,严格将医学与鬼神作祟等分开,在当时的时代背景下,是非常先进和可贵的。

【思政融入点及理念分析】

1. 守正创新精神　因加而发,指在故邪(如湿气、恶血)久留不去,伏藏于体内血脉分肉之间的基础上,再加以情绪变化、饮食失调,或者外感风寒等病因的诱导,内外邪气相互引动而发病。从因加而发联系到现代医学的过敏反应,从中找出相似之处,鼓励学生既要传承发展中医理论,又将中医理论与现代医学相联系,创新发展中医药。

2. 崇尚科学精神　在某些文化中,人们习惯将疾病或健康问题归因于特定的宗教或信仰。这种归因无论是否依据科学证据,它的起源都是希望能够找到一种存在感和安慰。更多的医学研究指出,身体和情绪的健康是由多种因素决定的,如生活方式、环境、遗传因素和社会经济因素等。总之,我们要树立崇尚科学的精神,坚决抵制认为生病就是恶鬼作祟或神灵惩罚的观点。

## 二、教学设计与实施过程

1. PBL教学法　课前布置作业,预习《灵枢·贼风》"此皆尝有所伤于湿气,藏于血脉之中,分肉之间,久留而不去。若有所堕坠,恶血在内而不去,卒然喜怒不节,饮食不适,寒温不时……必有因加而发焉"经文,提出需要讨论的问题。比如"如何理解因加而发?""祝由术的本质是什么?"等问题,启发学生思考。

2. 演示讲授法　通过课堂呈现经文及《骆驼祥子》"虎妞难产"视频片段,加深学生理解"因加而发"的深层次内涵,使同学们认识到崇尚科学的重要性。

3. 讨论法　引导同学们在掌握知识目标的基础上,讨论"祝由术是不是迷信,有没有科学内涵?""因加而发与伏邪致病的区别是什么"等问题,在讨论中激发思考。

## 三、教学效果

1. 教学目标达成度　注重思政目标与知识、能力的有机结合。围绕《灵枢·贼风》"因加而发"开展课程思政案例融入,引导学生课前预习,课中讨论,启发思考,既满足了同学们对知识、能力的理解和掌握,又体现了思政的温度、人情味与亲和力。

2. 教师的反思　　通过《灵枢·贼风》"因加而发"与发病的关系,引导同学们理解"因加而发"发病的内涵。对于中医的"祝由术"争议较大,就其原因是没能理解"祝由术"的本质,并非"祝由术"本身的问题。如何让育人教育目标不枯燥、不生硬,对学生而言能入耳动心,还要多下功夫去设计。

3. 学生的反馈　　通过现代医学的过敏反应和《骆驼祥子》"虎妞难产"引入,加上同学们课堂的讨论,联系生活临床实际,不仅深入理解了"因加而发",同时也培养了同学们崇尚科学的精神和守正创新精神。

## 案例四　两虚相得

### 一、案例

【原文】

岐伯曰:风雨寒热不得虚,邪不能独伤人。卒然逢疾风暴雨而不病者,盖无虚,故邪不能独伤人。此必因虚邪之风,与其身形,两虚相得,乃客其形。两实相逢,众人肉坚,其中于虚邪也,因于天时,与其身形,参以虚实,大病乃成,气有定舍,因处为名,上下中外,分为三员。(《灵枢·百病始生》)

【案例介绍】

1. 林黛玉发病　　《红楼梦》:贾宝玉和薛宝钗的婚事被林黛玉知道后,更动了心,一时吐出血来,几乎晕倒,见黛玉颜色如雪,并无一点血色,神气昏沉,气息微细。半日又咳嗽了一阵,丫头递了痰盒,吐出都是痰中带血的。大家都慌了。只见黛玉微微睁眼,看见贾母在他旁边,便喘吁吁地说道:"老太太,你白疼了我了!"贾母一闻此言,十分难受,便道:"好孩子,你养着吧,不怕的。"黛玉微微一笑,把眼又闭上了。外面丫头进来回凤姐道:"大夫来了。"于是大家回避。王大夫同着贾琏进来,诊了脉,说道:"尚不妨事。这是身体旧有淤堵,如今加上郁气伤肝,二者相合,所以神气不定。如今要用敛阴止血的药,方可望好。"

2. 毛主席"避实击虚"巧退敌　　1929年1月,蒋介石命何键纠集湘、赣二省国民党军队三万余人,五路并进对井冈山革命根据地进行第三次"会剿",企图一举消灭井冈山红军。在此生死存亡关头,毛泽东提出:"我们既要保住红军,又要保住根据地,那只能采用'围魏救赵'的办法。它是击破敌人'会剿'唯一切实可行的策略,也是确保井冈山红旗始终不倒的最积极的方针。"他还解释说,战国时魏国围攻赵国都城邯郸,赵求救于齐。齐国并不派兵去邯郸,却反过来围攻空虚的魏国都城大梁,结果魏军不得不回国救援,赵国都城也就此解围。大家赞同毛泽东的"围魏救赵"之计,决定由毛泽东、朱德、陈毅率领红四军主力迂回敌后,向赣南闽西进军;彭德怀、滕代远率领红五军主力会同井冈山地方武装坚守井冈山。红四军主力进军赣南闽西,打乱了何键的部署,何键急忙"仓皇应对"拦追堵截,红四军则在大柏地"以逸待劳",一举击败敌军。陈毅曾说,大柏地一战"为红军成立以来最有荣誉之战争"。毛主席熟读兵法,"避实就虚"用兵如神,以"围魏救赵"之计,击败敌军粉碎了敌军的"围剿计划",挽救了红军,挽救了根据地的人民。

【案例反映的教学内容】

## 两虚相得,乃客其形

林黛玉先天不足,正气缺乏,孤独的家庭环境等因素促使林黛玉产生了气郁体质,易表现为善太息,情绪低落。在林黛玉得知心上人与别的女人成亲后,受到极大的情志刺激,本身肝气郁结,又受怒气上冲,"两虚相得,乃客其形",最终肝不藏血,吐血而亡。两虚相得理论反映出当人体正虚邪实时,患病的概率会大大增加,对于一些慢性疾病或虚弱体质的患者,中医治疗更注重调理气血、平衡阴阳,以增强患者的正气,提高其抵御病邪的能力;对于一些急性疾病或传染性疾病,中医则是强调在正气充足的基础上,采用适当的药物治疗,以达到扶正祛邪、治愈疾病的目的。

毛主席运用《孙子兵法》:"进而不可御者,冲其虚也……兵之形,避实而击虚"的理论,"避实就虚"迂回敌后,向赣南闽西进军,打了敌军一个措手不及,巧妙解了井冈山之围,贴合中医"两虚相得,乃可其形"的理论。反观人体,如果人能合理养生,使正气不虚,同时"虚邪贼风,避之有时"就能却病疗疾,达到"治未病"的效果,不战而屈人之兵。正如《素问·刺法论》所云:"正气存内,邪不可干。邪之所凑,其气必虚。"古人认为"用药如用兵",治病的之理与"行军打仗"的道理相通,魏国正是因为大梁空虚,才被孙膑抓住破绽,一举打败。正如清代名医徐大椿所言:"孙武子十三篇,治病之法尽之矣"。当人体气血一处亏虚,往往邪气常常侵袭所虚之处。如在体表的正气不足,营卫失和,血弱气尽,腠理开泻,往往容易触冒六淫,"两虚相得,乃客其形"导致外感病的发生。

【思政融入点及理念分析】

1. 培养中医思维　"两虚相得,乃客其形"发病观,阐述了致病邪气与人体正气在发病中的作用,尤其强调人体正气强弱起主导作用的思想,不仅对中医发病学和病机分析有深远影响,而且把握各种相关因素,对于养生法则及临床诊治均有重要指导作用。疾病诊疗中,注意探求分辨两虚相得的有关原因,并针对病因遣方用药,不犯虚虚实实之戒。《素问·疏五过论》将"问贵贱,封君败伤,及欲侯王"作为诊之三常,主张切脉问名,当合男女,临证了解其离绝菀结,忧恐喜怒,问年之少长,勇怯之理,并审于分部。《素问·征四失论》直言"诊病不问其始,忧患饮食之失节,起居之过度,或伤于毒,不先言此,卒取寸口,何病能中。"《灵枢·阴阳二十五人》提出"审察其形气有余不足而调之。"

2. 根植爱国情怀,培养整体观念　毛主席"避实击虚"巧退敌体现了"两虚相得"导致发病的知识要点,提醒我们今天的和平来之不易,我们要珍惜这来之不易的幸福生活。同时也提醒我们"不能谋全局者,不足以谋一域",治疗疾病要放眼全局,时刻不要忘记中医的整体观念。

## 二、教学设计与实施过程

1. PBL教学法　课前布置作业,预习《灵枢·百病始生》"此必因虚邪之风,与其身形,两虚相得,乃客其形。两实相逢,众人肉坚"经文,提出需要讨论的问题。比如"两虚指的是哪两虚,两实又是哪两实?""邪气"等问题,启发学生思考。

2. 演示讲授法　通过课堂呈现经文及《红楼梦》"林黛玉吐血"视频片段,加深学生理解"两虚相得,乃客其形"发病观的深层次内涵,使同学们认识到正气不足在发病过程中起主导作用的重要性。

3. 讨论法　引导同学们在掌握知识目标的基础上,讨论"'避实就虚'、'围魏救赵'理论与中医两虚相得,乃客其形有什么相似之处?""'避实就虚'、'围魏救赵'理论给我们的启示是什么"等问题,在讨论中激发思考。

## 三、教学效果

1. 教学目标达成度　注重思政目标与知识、能力的有机结合。围绕《灵枢·百病始生》"两虚相得,乃客其形"发病观开展课程思政案例融入,引导学生课前预习、课中讨论,启发思考,既满足了同学们对知识、能力的理解和掌握,又体现了思政的温度、人情味与亲和力。

2. 教师的反思　《灵枢·百病始生》"两虚相得,乃客其形"与发病的关系,如何引导同学们理解"两虚相得"发病的内涵。如何让育人教育目标不枯燥、不生硬,对学生而言能入耳动心,还要多下功夫去设计。

3. 学生的反馈　通过对"林黛玉吐血"和毛主席"避实击虚"巧退敌两则案例的剖析,加上同学们课堂的讨论,联系生活、临床实际,不仅深入理解了"两虚相得,乃客其形",同时也培养了同学们的整体观念,并根植了同学们的爱国精神。

# 案例五　同病异治与异病同治

## 一、案例

【原文】

岐伯曰:诸风掉眩,皆属于肝。诸寒收引,皆属于肾。诸气膹郁,皆属于肺。诸湿肿满,皆属于脾。诸热瞀瘛,皆属于火。诸痛痒疮,皆属于心。诸厥固泄,皆属于下。诸痿喘呕,皆属于上。诸禁鼓栗,如丧神守,皆属于火。诸痉项强,皆属于湿。诸逆冲上,皆属于火。诸胀腹大,皆属于热。诸躁狂越,皆属于火。诸暴强直,皆属于风。诸病有声,鼓之如鼓,皆属于热。诸病胕肿,疼酸惊骇,皆属于火。诸转反戾,水液浑浊,皆属于热。诸病水液,澄彻清冷,皆属于寒。诸呕吐酸,暴注下迫,皆属于热。(《素问·至真要大论》)

【案例介绍】

## 坚持走中国特色社会主义道路

中国特色社会主义是由中国改革开放的总设计师邓小平同志提出的,1982年9月1日,邓小平在《中国共产党第十二次全国代表大会开幕词》中提出把马克思主义普遍真理同中国具体实际结合起来,走自己道路,建设有中国特色的社会主义。中国特色社会主义是中国共产党对现阶段纲领的概括,其科学含义是要求把马克思主义的普遍真理同本国的具体实际结合起来,走适合中国特点的道路,逐步实现工业、农业、国防和科学技术现代化,把中国建设成为一个富强、民主、文明、和谐、美丽的社会主义现代化强国,即一方面要坚持马克思主义的基本原理,走社会主义道路;另一方面必须从中国的实际出发,不照抄、照搬别国经验、模式,而是走具有中国特色的路。

【案例反映的教学内容】

## 病机十九条中"同病异治与异病同治"辨证思维

促进国家的发展是各国的共同目标,首先明确发展道路,每一个国家的国情不同,体制有差异,别国的发展经验并不一定适合本国,因此,必须审时度势,"有差别"地确定发展道路。国家的发展和中医"同病异治"有相似之处,在国家建设中,虽然我国与别国秉持相同目标——发展,但我国的发展现状不同,因此应立足基本国情进行"异治",达到侧重性发展的目的。治病也是类似,同一种邪气侵袭人体,由于个体所处的环境及自身的正气盛衰不同,即使是同一种疾病,发病机理和发展转归也会有所区别,再加上处于不同的病理阶段,因此表现出的证候、病型有差异,所以要采用不同的治则治法,开方抓药要因时因地因人而异,施以针对性的治疗。

【思政融入点及理念分析】

1. 培养中医辨证思维　中医治病不是着眼于病的异同,而是着眼于证的异同。即"证同治亦同,证异治亦异"。中医学辨证地看待病和证的关系,既重视同一种病可以包括几种不同的证,又重视不同的病在其发展过程中可以出现同一种证,因此在临床治疗时,在辨证论治原则指导下,采取同病异治或异病同治的方法来处理。

辨证论治是中医的精髓,是指导临床诊治疾病的基本法则,"异病同治"就是在此原则指导下产生的。"异病同治"是指不同的疾病,若病机相同,即可用同一种方法治疗。也就是说,异病可以同治主要是因为不同疾病在其自身发展过程中出现了病位相同、病因同源、病机吻合时,便可采用相同的治法。"异病同治"作为中医最基本的治疗原则之一,在临床实践中,对于提高临床疗效具有十分重要的指导意义。

2. 坚定不移走中国特色社会主义道路,实现中国式发展　中国特色社会主义道路,是形成和发展中国特色社会主义理论体系、坚持和完善中国特色社会主义制度的重要途径。确立中国特色社会主义制度,从根本上改变了中国的历史命运。坚定不移地走中国特色社会主义道路,才能不断地促进中国的发展。坚定中国特色社会主义自信,更好地为全面建成小康社会、实现民族复兴中国梦而奋斗。

## 二、教学设计与实施过程

1. PBL教学法　课前布置作业,预习《素问·至真要大论》"病机十九条"经文,提出需要讨论的问题。比如"病机十九条句式统一,都是诸、皆、属句式,诸、皆是全部的意思么?""每条病机的理论机制是什么"等问题,启发学生思考。

2. 演示讲授法　通过课堂呈现经文及"中国特色社会主义道路"背景,加深学生理解"同病异治与异病同治"的深层次内涵,使同学们认识到病机的重要性。

3. 讨论法　引导同学们在掌握知识目标的基础上,讨论"诸逆冲上;诸热瞀瘛;诸躁狂越;诸病胕肿,疼酸惊骇,病证不同,为什么都属于火,体现了中医的什么理念""诸风掉眩,皆属于肝;诸寒收引,皆属于肾;诸热瞀瘛,皆属于火;诸痉项强,皆属于湿;诸暴强直,皆属于风;诸转反戾,水液浑浊,皆属于热,病机不同,都出现抽搐、拘挛等筋脉病变,这体现了中医的什么理念"等问题,在讨论中激发思考。

## 三、教学效果

1. 教学目标达成度　注重思政目标与知识、能力的有机结合。围绕《素问·至真要大论》"病机十九条"开展课程思政案例融入,引导学生课前预习、课中讨论,启发思考,既满足了同学们对知识、能力的理解和掌握,又体现了思政的温度、人情味与亲和力。

2. 教师的反思　《素问·至真要大论》"病机十九条"是《内经》的重点内容,不仅要让同学们理解每条病机背后的理论机制,同时还要培养学生临床辨证思维。通过大量案例的列举,让同学们深刻理解病机的重要性及"同病异治与异病同治"辨证思维。当然如何让育人教育目标不枯燥、不生硬,对学生而言能入耳动心,还要多下功夫去设计。

3. 学生的反馈　通过大量案例和剖析为什么要坚定不移走中国特色社会主义道路,加上同学们课堂的讨论,联系临床实际,不仅深入理解了"病机十九条",同时也培养了同学们的中医辨证思维,并根植了坚定不移走中国特色社会主义道路、实现中国式发展的理念。

# 案例六　旦慧昼安夕加夜甚

## 一、案例

【原文】

黄帝曰:夫百病之所始生者,必起于燥湿寒暑风雨阴阳喜怒饮食居处,气合而有形,得藏而有名,余知其然也。夫百病者,多以旦慧昼安夕加夜甚,何也?

岐伯曰:四时之气使然。

黄帝曰:愿闻四时之气。

岐伯曰:春生夏长,秋收冬藏,是气之常也,人亦应之。以一日分为四时,朝则为春,日中为夏,日入为秋,夜半为冬。朝则人气始生,病气衰,故旦慧;日中人气长,长则胜邪,故安;夕则人气始衰,邪气始生,故加;夜半人气入藏,邪气独居于身,故甚也。(《灵枢·顺气一日分为四时》)

【案例介绍】

1. 风湿性疾病给药时间　昼夜节律是生命体以大约 24 小时为周期的生理和行为的波动,维持着生命体正常的生理功能。研究证实,风湿性疾病的发生与昼夜节律的紊乱有着密不可分的联系。风湿性疾病的昼夜节律可用于确定适应时间的抗炎治疗靶点,在促炎细胞因子合成和炎症活动爆发之前给予药物治疗风湿性疾病疗效更佳。以类风湿关节炎的昼夜节律研究为例,类风湿关节炎患者发病存在明显的昼夜规律,即夜间促炎细胞因子(如肿瘤坏死因子-α 和白细胞介素-6)和促炎激素(如褪黑素和催乳素)水平的增加,内源性抗炎皮质醇的夜间产生不足,在慢性疾病压力下,这种皮质醇不足以抑制持续的夜间免疫、炎症反应,致使类风湿关节炎患者的临床症状在早晨最明显,结合该表现,择时夜间给药疗效更佳,这种发病节律及给药时间符合中医"旦慧昼安,夕加夜甚"理论。

2. 中医与现代医学对昼夜节律的认识　基于对昼夜节律与疾病的深入研究,一门探讨时间与健康之间关系学科——时间医学兴起。中医药作为中国传统医学积淀深厚,《内经》提出了"旦慧昼安夕加夜甚""四时阴阳""天人相应""因时制宜"等时间医学思想。现代医学则从分子机制的角度出发,使人们对昼夜节律有了更加直观的认识。与中医"天人相应"思想一致,现代医学同样认可体内计时系统是在进化过程中为了更好地生存而对环境变化作出的适应性调整。光照、温度、磁场、进食时间等,作为时间指示器将环境信号传递给人体昼夜节律起搏器——下丘脑视交叉上核,然后通过对多个内分泌轴,如下丘脑-垂体-肾上腺轴/性腺轴/甲状腺轴,及生物钟分子表达的调控,向外周组织与器官输送时间信息,发挥中央节律控制作用。

【案例反映的教学内容】

《素问·生气通天论》云:"阳气者若天与日,失其所则折寿而不彰,故天运当以日光明,是故阳因而上,卫外者也",人身的阳气,如天上的太阳一样具有保护机体,抵御外邪的作用。人体阳气的盛衰规律,同太阳的盛衰规律一样,故《素问·生气通天论》亦云:"故阳气者,一日而主外,平旦人气生,日中而阳气隆,日西而阳气已虚,气门乃闭"。《内经》认为一日分为四时,以应春、夏、秋、冬,人体之气亦应生长收藏的规律,和邪气相搏,随着阳气的盛衰,疾病出现旦慧昼安夕加夜甚的变化。

【思政融入点及理念分析】

1. "天人相应"整体观念　大多数风湿性疾病的昼夜节律具有"旦慧昼安、夕加夜甚"的规律,根据其昼夜节律的规律,在治疗时采取"因时制宜"疗效更佳。以"旦慧昼安夕加夜甚"理论指导风湿性疾病择时夜间给药,能最大限度增强药物疗效,减少药量及药物不良反应。类风湿关节炎发病的昼夜节律变化规律已有大量临床试验证实,择时给药更能改善患者临床症状及实验室指标,亦可能通过更稳定、持续地控制慢性炎症状态达到延缓疾病进展、改善疾病预后的目的。运用这些理论,把握疾病所处的阶段以指导临床,既体现了中医"因时制宜"的治疗原则和"天人相应"的整体观念,又体现了"未病先防,既病防变"的思想。

2. 守正创新精神　　当前中西医领域对昼夜节律的探讨及时间医学概念的形成,标志着人们对机体内在运动状态的关注,突出了两学科融合交流的特点,拓展了医学研究的维度,为医学发展提供了新的思考方向。中医药文化是宝贵的财富,许多时间治疗手段在临床上显示出优良的治疗效果,但基础研究仍处于薄弱环节,中医时间疗法的现代内涵仍需补充。除昼夜节律外,中医对时间的认识还包括对周节律,月节律,年节律等长时间点的观察。现代研究或可从中医经典理论出发,基于阴阳气血与疾病的关系,加强生物钟分子与疾病的认识,聚焦机体内在环境的时间及空间状态,为疾病的治疗开拓新的思路。需要注意的是,中医理论百花齐放,不同医家对同一疾病的认识可能不尽相同,这不仅需要加强对经典的研读,更需要将临床疗效—基础机制—临床改进深度融合。中西优势互补,促进中医学发挥出更大的潜力。

## 二、教学设计与实施过程

1. PBL教学法　　课前布置作业,预习《灵枢·顺气一日分为四时》"夫百病者,多以旦慧昼安夕加夜甚"经文,提出需要讨论的问题。比如"为什么疾病会出现旦慧昼安夕加夜甚的变化规律?""旦慧昼安夕加夜甚的变化规律主要适用于哪些疾病"等问题,启发学生思考。

2. 演示讲授法　　通过课堂呈现经文及运用"旦慧昼安夕加夜甚"理论对某些疾病用药规律的认识引入,加深学生理解"旦慧昼安夕加夜甚"的深层次内涵,使同学们理解"时间医学"与"因时制宜"等理论。

3. 讨论法　　引导同学们在掌握知识目标的基础上,讨论"旦慧昼安夕加夜甚的规律与阳气的关系""结合《素问·生气通天论》关于阳气功能的认识及消长规律,同时回顾中医基础理论关于卫阳之气的论述,为什么这个规律主要适用于外感病"等问题,在讨论中激发思考。

## 三、教学效果

1. 教学目标达成度　　注重思政目标与知识、能力的有机结合。围绕《灵枢·顺气一日分为四时》"夫百病者,多以旦慧昼安夕加夜甚"开展课程思政案例融入,引导学生课前预习、课中讨论,启发思考,既满足了同学们对知识、能力的理解和掌握,又体现了思政的温度、人情味与亲和力。

2. 教师的反思　　《灵枢·顺气一日分为四时》"夫百病者,多以旦慧昼安夕加夜甚",不仅要让同学们理解背后的理论机制,同时还要培养学生的中医思维。通过中西医学对"旦慧昼安夕加夜甚"的研究展示,让同学们了解最新研究进展,培养守正创新精神。当然如何让育人教育目标不枯燥、不生硬,能无痕融入教学内容,还要多下功夫去设计。

3. 学生的反馈　　通过中西医学对"旦慧昼安夕加夜甚"的研究进展展示,加上同学们课堂的讨论,联系临床实际,不仅深入理解了"旦慧昼安夕加夜甚"的理论机制,同时也培养了同学们"天人相应"整体观念的中医思维,并激发了学生守正创新精神。

# 第六章 病 证

《内经》所论疾病涉及三百余种,既有以专篇论述的,也有散见各篇的,《内经》对这些疾病重点从病因病机、临床表现、分证辨识、传变规律以及治疗原则等方面进行论述,反映出《内经》时代常见病和多发病的发病状况。本章通过学习《内经》病证理论,掌握热病、咳病、痛病、痹证、痿证、水肿的病因病机、分类、辨证及治疗方法等,对于提高中医理论思维和辨证论治水平,具有启发作用和现实的指导意义。

## 一、教学目标

1. 知识目标　掌握热病的概念、病因病机、症状及治疗,咳证的病因病机、证候及治则,疼痛的总病机,痹证的主要成因、分类、证候及治疗,痿证的病因病机、症状及治疗,水病的病机、症状、治则及治法;熟悉热病的传变、预后及禁忌,咳证的转归,痛证的辨证要点,痹证的预后,熟悉针刺治疗痿证的原则和"治痿独取阳明"的大法,水肿病与脏腑的关系;了解两感热病的预后及其机理,五脏咳与六腑咳的具体症候,各种痹证的病理机制以及营卫运行失常导致痹证的机理,水胀、肤胀、鼓胀以及肠覃、石瘕的病因病机、临床表现与鉴别要点。

2. 能力目标　能运用热病汗、泄治疗大法及热病遗复的禁忌指导临床辨证施治与护理,运用五脏咳与六腑咳的具体证候、咳嗽发病与四时气候的关系指导临床施治,运用营卫运行失常导致痹证的机理指导临床施治,运用"治痿独取阳明"的大法指导痿证的治疗,培养中医辨证思维和自主探究能力。

3. 思政目标　心性和谐,即心理平衡,情绪稳定,不为外界事物所扰,能够自我调节,达到心身一体的和谐状态;志向坚定,即有明确的人生目标,有坚强的意志力,有积极的进取心,能够克服困难,实现自我价值;智慧明达,即有广博的知识,有敏锐的洞察力,有正确的判断力,能够理性地分析问题,解决问题;德行高尚,即有良好的道德品质,有崇高的理想信念,有深厚的人文情怀,能够尊重自己,尊重他人,尊重自然,做一个有责任、有担当、有贡献的人。

## 二、相关知识板块的思政元素分析

1. 和平发展，共建命运　《素问·痹论》"阴气者，静则神藏，躁则消亡"的内因，结合《灵枢·百病始生》"风雨寒热不得虚，邪不能独伤人"发病原因的回顾，阐明在当今国际动荡变革的局势下，向内求，坚持和平发展，共建命运的重要意义。

2. 服务人民的家国情怀　《伤寒杂病论》是张仲景为了救治广大百姓的疾苦，而不断探索、总结、创新的成果，他以天下为己任，为后人留下了宝贵的遗产，为后世敬仰。他的医学实践，展现了他的高尚品德和服务人民的家国情怀，也为医学伦理和医患关系的建立和发展提供了典范和范例。

3. 守正创新精神　通过对张仲景《伤寒论》与《素问·热论》关系、《黄帝内经》外感发热理论与现代研究、《素问·咳论》中咳与季节气候关系等的深入思考，体会名医名家的传承与创新，培养守正创新精神。

4. 培养中医思维，树立中医思辨精神　通过对蒲辅周腺病毒肺炎案、曹操"头风"早期与末期的对比探讨、龚廷贤《鲁府禁方·鼓胀》医案辨证论治等内容的分析、探讨，加强对学生中医辨证论治思维能力的培养。

5. 以人为本，大医精诚　引用《女医杂言》的案例，深刻地体现了医者对于患者的同情与尊重，提示学生们作为医生，在诊察疾病时要以患者为中心，以人为本，加强医患之间的沟通，身体力行地践行大医精诚。

6. 塑造健康的生活理念　通过讨论《素问·热论》热病后调护、《素问·咳论》寒饮食与肺咳的关系、《女医杂言》医案、2018年感动中国王仕花和王继才夫妇患风湿症、《鲁府禁方·鼓胀》等案例，体现了《内经》对疾病预防和治疗的重视，帮助同学们塑造正确、健康的生活理念。

7. 文化自信与文化认同感　引用《红楼梦》《三国演义》《三国志》《本草纲目》等名著、史料、古医籍里的案例，加深学生对中华传统文化的自信，培养文化认同感。

8. 民族自信心和自豪感　引用《三国演义》中华佗为曹操"头风"拟订的开颅手术方案、其发明的最早麻醉剂"麻沸散"，这些都反映了华佗的医学智慧和创新精神，从中我们可以感受到古人的医学成就，增强民族自信心和自豪感。

# 案例一　《素问·热论》六经分证与《伤寒论》

## 一、案例

【原文】

黄帝问曰：今夫热病者，皆伤寒之类也，或愈或死，其死皆以六七日之间，其愈皆以十日以上者何也？不知其解，愿闻其故。

岐伯对曰：巨阳者，诸阳之属也，其脉连于风府，故为诸阳主气也。人之伤于寒也，则为病热,热虽甚不死;其两感于寒而病者,必不免于死……

帝曰:治之奈何?

岐伯曰:治之各通其藏脉,病日衰已矣。其未满三日者,可汗而已;其满三日者,可泄而已。

帝曰:热病已愈,时有所遗者何也?

岐伯曰:诸遗者,热甚而强食之,故有所遗也。若此者,皆病已衰,而热有所藏,因其谷气相薄,两热相合,故有所遗也。

帝曰:善。治遗奈何?

岐伯曰:视其虚实,调其逆从,可使必已矣。

帝曰:病热当何禁之?

岐伯曰:病热少愈,食肉则复,多食则遗,此其禁也。(《素问·热论》)

【案例介绍】

1. 张仲景《伤寒论·卷第二·伤寒例第三》节选

(1) 热病的发病、传变与证候  凡伤于寒,则为病热,热虽甚,不死。若两感于寒而病者,必死。尺寸俱浮者,太阳受病也,当一二日发。以其脉上连风府,故头项痛,腰脊强。尺寸俱长者,阳明受病也,当二三日发。以其脉夹鼻络于目,故身热目疼鼻干,不得卧。尺寸俱弦者,少阳受病也,当三四日发。以其脉循胁络于耳,故胸胁痛而耳聋。此三经皆受病,未入于府者,可汗而已。尺寸俱沉细者,太阴受病也,当四五日发。以其脉布胃中,络于嗌,故腹满而嗌干。尺寸俱沉者,少阴受病也,当五六日发。以其脉贯肾络于肺,系舌本,故口燥舌干而渴。尺寸俱微缓者,厥阴受病也,当六七日发。以其脉循阴器络于肝,故烦满而囊缩。此三经皆受病,已入于腑,可下而已。

(2) 两感于寒  若两感于寒者,一日太阳受之,即与少阴俱病,则头痛口干,烦满而渴。二日阳明受之,即与太阴俱病,则腹满,身热,不欲食,谵语。三日少阳受之,即与厥阴俱病,则耳聋,囊缩而厥,水浆不入,不知人者,六日死。若三阴三阳五脏六腑皆受病,则荣卫不行,脏腑不通,则死矣。

(3) 热病的向愈与变证  其不两感于寒,更不传经,不加异气者,至七日太阳病衰,头痛少愈也。八日阳明病衰,身热少歇也。九日少阳病衰,耳聋微闻也。十日太阴病衰,腹减如故,则思饮食。十一日少阴病衰,渴止舌干,已而嚏也。十二日厥阴病衰,囊纵,少腹微下,大气皆去,病人精神爽慧也。若过十三日以上不间,尺寸陷者,大危。若更感异气,变为它病者,当依后坏病证而治之。若脉阴阳俱盛,重感于寒者,变成温疟。阳脉浮滑,阴脉濡弱者,更遇于风,变为风温。阳脉洪数,阴脉实大者,更遇温热,变为温毒,温毒为病最重也。阳脉濡弱,阴脉弦紧者,更遇温气,变为温疫。

2. 饺子起源的传说  一般认为,饺子是由古代的"娇耳"或"饺耳"发展而来的,最早出现在东汉时期。相传,医圣张仲景在建安初年任长沙太守,后来瘟疫流行,医圣辞官还乡,决心为百姓治病。在回乡路上,遇百姓衣不遮体,多有冻伤,遂用羊肉、辣椒和切碎的祛寒药材,包成耳朵样子的"饺耳"下锅煮熟,分给患者。患者食用后,顿觉全身温暖、两耳发热。因为"饺耳"治好了百姓的冻伤,人们开始效仿,逐渐流传,形成每年冬至吃"饺耳"的习俗,后渐被称为"饺子"。如今,饺子已成为人们在冬至、春节等节日的传统食品,有着吉祥如意、团圆福禄、更岁交子等寓意。

3.《黄帝内经》外感发热理论与现代研究  "治之各通其脏脉,病日衰已矣。其未满三日者,可汗而已。"

蒲辅周医案:初某,男,3个月。1961年2月27日初诊。主诉:发热4天,咳嗽气促,抽风2次。1961年2月24日住院。入院后检查:体温39.4℃,脉搏106次/分,发育、营养中等,右肺叩诊稍浊,两肺呼吸音粗糙,有干啰音及小水泡音,以右肺为著。血常规:白细胞总数$12.9×10^9$/L,中性粒细胞0.68,淋巴细胞0.32。胸部透视:右肺上下野斑片状阴影,肺纹理模糊。诊断:腺病毒肺炎。入院前,用退热消炎止咳中药罔效,入院后,症见高热无汗,烦躁哭闹,惊惕不安。先用土霉素、红霉素等西药,并投大剂寒凉撤热之麻杏石甘汤,复进银翘散加味,证势依然,停西药邀蒲辅周会诊。刻诊:体温40℃,无汗咳喘,膈动足凉,胸腹满,面色青黄,口周色青,唇舌质淡,苔灰白,脉浮滑,指纹青,直透气关以上。蒲辅周指出:本为感受风寒,始宜辛温疏解,误用辛凉苦寒,以致表郁邪陷,肺卫不宣。治宜调和营卫,透邪出表。处方:桂枝加厚朴杏子汤加味。桂枝1.5 g,厚朴1.5 g,前胡1.5 g,炙甘草1.5 g,白芍1.8 g,杏仁10粒,僵蚕3 g,生姜2片,大枣2枚。服1剂微汗出,热渐退,精神佳,膈动、吃奶、口周及指纹青均好转,唯喉间水鸣声,便溏日5次,脉滑不数,舌淡苔秽白。营卫虽和,肺气仍闭,湿痰阻滞。法当温宣降逆化痰。处方:射干麻黄汤。射干1.5 g,麻黄1.5 g,紫菀1.5 g,前胡1.5 g,炙甘草1.5 g,细辛0.9 g,法半夏3 g,炒苏子3 g,五味子7粒,生姜2片,大枣2枚。服1剂体温降至36.4℃,精神好转,身潮润,足欠温,腹满减,二便如前,面青白,右肺水泡音较多,左肺较少,脉沉滑,舌淡苔退。表邪已解,肺胃未和。宜调和肺胃,益气化痰。治朴姜夏草人参汤加味。处方:西洋参1.5 g,炙甘草1.5 g,橘红1.5 g,法半夏3 g,川厚朴1.1 g,生姜2片,大枣2枚。服2剂,咳减至微,呼吸正常,纳增,大便日1~2次,成形,小便多,两肺呼吸音粗,少量干湿啰音,舌正常无苔,脉沉细滑。续以二陈汤加白前、苏子、枇杷叶、生姜调肺胃,化痰湿。服2剂后,乳食调养。胸透示右肺片状阴影部分吸收,临床痊愈出院。(《四川名家经方实验录》)

【案例反映的教学内容】

1.张仲景《伤寒论·卷第二·伤寒例第三》节选  张仲景《伤寒论》的六经辨证体系和具体论治方法,传承自《素问·热论》的热病六经传变、六经分证框架及"汗""泄"证治大法。在《素问·热论》六经传变的基础上,《伤寒论》还提出越经、直中、合病、并病等多种传变方式;补充了热病后期的虚证、寒证;治疗上,除了《素问·热论》的"汗""泄"证治大法外,提出了汗、吐、下、和等治法,重视"保胃气,存津液";在热病禁忌、护理方面,在"食复"的基础上补充"劳复",从而使热病的证治理法趋于完善。

2.饺子起源的传说  饺子的起源,相传是东汉时期"医圣"张仲景发明的,他用面皮包裹羊肉和辣椒等辛温驱寒的药材,煮熟后给冻伤的百姓吃。《素问·热论》曰:"治之各通其藏脉,病日衰已矣。其未满三日者,可汗而已;其满三日者,可泄而已。"张仲景以辛温驱寒等药材治疗冻伤,即为温通之法,具体说来,可归属于"汗"法范畴。

3.《黄帝内经》外感发热理论与现代研究  蒲辅周腺病毒肺炎医案中,首方取桂枝加厚朴杏子汤加味调和营卫,透邪出表,是以辛温散寒,疏解表郁,体现了《素问·热论》治法"治之各通其藏脉""其未满三日者,可汗而已"的具体运用。

【思政融入点及理念分析】

1. 推动守正创新,培养创新思维 《素问·热论》构筑了热病六经传变、六经分证的框架,初步阐明了伤寒的"汗""泄"证治大法,为后世外感热病的研究奠定了理论基础。

而张仲景所作的《伤寒杂病论》,在以上基础上均有创新与发挥。从传变来看,《伤寒杂病论》六经传变并不局限于《内经》的规律,是在六经传变之中,亦有人体阳盛和阴盛的差异,阳盛易从太阳经直接到腑,阴盛可从太阳直接入脏。六经分证方面,《素问·热论》多讨论经络的热证、实证,而《伤寒杂病论》六经病探讨六经阴阳的界限,三阳病为实热,三阴病多属虚寒。在治疗上,除了《素问·热论》的"汗""泄"之法外,提出了汗、吐、下、和等治法,遣方用药上重视"保胃气,存津液";在热病的禁忌和护理方面,除了"食复"外,加上了"劳复",使热病的证治理法趋于完善。

此外,对《内经》的传承与创新是历代医家的共同追求。如隋唐时期的巢元方、孙思邈,都对《内经》关于时行疫病引起的外感发热的病因和治法做了详细的补充。宋金元时代,金元四大家中的刘完素主张"六气皆从火化",主张用寒凉药物治疗外感发热;李东元明确外感发热和内伤发热在虚实方面的区别。明清时代,吴有性对《内经》的疫邪导致发热的理论在病因病机方面进行阐述,用膜原理论的运用丰富了《内经》疫邪的治疗方面的内容。叶天士认为温邪的传变有其特点,因此对外感发热的治疗也有所不同。吴鞠通以三焦辨证为补充,并在温病发热治疗中始终注意对阴精的保护。

由此可见,中医药的创新历史悠久,众多医家从未停止过探索的脚步。同学们要铭记习近平总书记的寄语"要做好守正创新、传承发展工作,积极推进中医药科研和创新",将中医理论与现代研究相结合,既要坚守传统又要求新求变,推动中医药发展壮大。

2. 服务人民的家国情怀 《伤寒杂病论》是张仲景为了救治广大百姓的疾苦,而不断探索、总结、创新的成果。张仲景生活的东汉末年,正值社会动荡、战乱频仍、瘟疫流行的时期,他不畏艰难,奔走四方,治病救人,为人民的健康和福祉贡献了自己的一生。他的医学思想和实践,反映了他对人民的深厚感情和对国家的忠诚担当。

《伤寒杂病论》是张仲景以天下为己任,为后人留下的宝贵遗产。其在医学上的成就,不仅受到了当时人们的敬仰和赞誉,也为后世医学的发展奠定了坚实的基础。他的《伤寒杂病论》被誉为"医圣之书",是中医学的重要经典,对中医理论、诊断、治疗、方剂等方面都有深远的影响。其学术思想和方法,也为现代医学的研究和创新提供了有益的启示和借鉴。他的医学实践,展现了他的高尚品德和人文情怀,也为医学伦理和医患关系的建立和发展提供了典范和范例。

3. 培养中医思维,树立中医思辨精神 在蒲辅周腺病毒肺炎医案中,患儿高热无汗,烦躁哭闹,惊惕不安。为何入院前,用退热消炎止咳中药罔效,入院后用土霉素、红霉素等西药,并投大剂寒凉撤热之麻杏石甘汤,复进银翘散加味无效,热势依然?原因在于见"炎症"而妄投辛凉苦寒之品,本应用"汗"法,却相当于误下,以致表郁邪陷,肺卫不宣。

此案提示我们应重视中医思维的培养,辨证论治,而非辨病。

4. 塑造健康的生活理念  近几年,因支原体肺炎、流行性感冒、呼吸道合胞病毒感染等呼吸系统疾病的广泛流行,此类外感发热性疾病的治疗及病后养护颇受民众关注,但具体方法众说纷纭,尤其是病后养护方面,令人莫衷一是。其实早在《素问·热论》中,就有明确论述,"病热少愈,食肉则复,多食则遗,此其禁也。"因病后脾胃气虚,未能消化饮食,故应少食,且肉食之类皆宜从缓,不可过食、早补;但若患者体质虚弱内馁,又不能过于禁制,贵在得宜。

通过对《素问·热论》的学习,同学们系统且正确地认识了外感热病的病因、病机、症状、治法、病后调护等方法,指出了热病后饮食的原则和注意事项,反映了中医药的个体化和辨证论治的特点,体现了对疾病预防和治疗的重视,帮助同学们塑造正确、健康的生活理念。

## 二、教学设计与实施过程

1. PBL 教学法  课前布置作业,预习《素问·热论》中关于热病发病、传变、证候、向愈等内容,预习张仲景《伤寒杂病论·卷第二·伤寒例第三》(节选)等学习资料,让学生们归纳提炼两者的异、同,由小组合作完成。

2. 演示讲授法  通过"饺耳"图片、饺子起源传说的讲解等,使学生体会到医圣张仲景对《素问·热论》的具体应用以及发挥,感受苍生大医服务人民的家国情怀。

3. 案例法  提供名医真实的临床病例,同学们通过病例分析,理论联系实际,进一步加深《素问·热论》中对于热病治法的理解。

## 三、教学效果

1. 教学目标达成度  注重思政目标与知识、能力的有机结合。围绕《素问·热论》中关于热病发病、传变、证候、向愈等内容的讲授,开展课程思政案例融入,既满足了同学们对知识、能力的掌握与渴求,又达到了培养学生创新思维、树立中医辨证思维、塑造健康的生活理念的目的,感受苍生大医的家国情怀。

2. 教师的反思  教师需要广积累、勤思考,紧跟社会现实,多探索融入角度与融入路径,综合运用更适合本案例的教学方法,如讲授、案例分析、小组合作等,充分激发学生的学习兴趣和主动性,调动学生的参与度和思考度,培养学生的思维能力和创新能力,真正达到"润物细无声"的效果。

3. 学生的反馈  通过对名医名家故事、真实医案的引入,生动形象,趣味十足,能够调动学生的注意力,激发学生对《素问·热论》的学习热情,特别是对热病后期的调护,可直接于日常生活中进行实践,巩固了中医专业精神,增强专业自信。

## 案例二　林黛玉的咳疾

### 一、案例

【原文】

黄帝问曰：肺之令人咳，何也？

岐伯对曰：五脏六腑皆令人咳，非独肺也。

帝曰：愿闻其状。

岐伯曰：皮毛者，肺之合也，皮毛先受邪气，邪气以从其合也。其寒饮食入胃，从肺脉上至于肺，则肺寒，肺寒则外内合邪，因而客之，则为肺咳。五脏各以其时受病，非其时，各传以与之。人与天地相参，故五脏各以治时，感于寒则受病，微则为咳，甚者为泄为痛。乘秋则肺先受邪，乘春则肝先受之，乘夏则心先受之，乘至阴则脾先受之，乘冬则肾先受之。（《素问·咳论》）

【案例介绍】

**林黛玉的咳疾**

1. 五脏六腑皆令人咳，非独肺也　林黛玉想念贾宝玉，夜里失眠到二更，早晨起来就咳嗽不止，紫鹃给她吃了人参养荣丸，才稍微好了些。原文："林黛玉因想着贾宝玉，夜里睡不着，直到二更天才睡着了。到次日，只觉得头疼，咳嗽不止。紫鹃忙拿了人参养荣丸来给他吃了，方才好了些。"

林黛玉听说贾宝玉要出家，心情郁闷，咳嗽不止，眼泪也越来越少，越发瘦了。原文："林黛玉听了这话，心中越发郁闷，咳嗽不止。哭一会子，才算完了这一天的事，眼泪却象比旧年少了些的。越发瘦了，连紫鹃也替她心疼。"

林黛玉因为心血不足，常常失眠，每年只有十夜能睡好，咳嗽也不见好转，贾宝玉十分担心，想给她请大夫。原文如下："林黛玉又是个心血不足常常失眠的，大约一年之中，通共也只好睡十夜满足的。今儿个又是咳嗽不止，因此睡不着。贾宝玉见她这样，心中十分担忧，便说道：'咱们明儿个再请大夫来看看罢。'"

2. 咳证发病与季节的关系　林黛玉因为春天气候变化，又加上贾宝玉挨打后替他担心，心情不好，咳嗽加重，紫鹃劝她按时吃药。原文："紫鹃笑道：'咳嗽的才好了些，又不吃药了。如今虽然是五月里，天气热，到底也该还小心些。'"

因秋天气候干燥，林黛玉咳嗽加剧，紫鹃给她煎了一碗雪梨水，又拿了莲子汤让她吃。原文："林黛玉每岁至春分秋分之后，必犯嗽疾。今日又是秋分，因天气干燥，咳嗽甚剧。紫鹃煎了一碗雪梨水来，又拿了一碗莲子汤来，说道：'姑娘，你吃了这两样东西，管情咳嗽就止了。'"

3. 咳证与饮食的关系　林黛玉因为咳嗽,大夫不让她多喝茶,只给她半钟茶水,贾宝玉见了,忙叫人再去倒一碗来。原文:"林黛玉笑道:'你知道我这病,大夫不许我多吃茶,这半钟尽够了,难为你想得到。'贾宝玉听了,忙叫人再去倒一碗来。"

【案例反映的教学内容】

1. 五脏六腑皆令人咳,非独肺也　《素问·咳论》有云:"五脏六腑皆令人咳,非独肺也。"咳嗽是临床常见病、多发病,其固然是肺系本病,但五脏六腑的病变都可因影响肺,从而引发咳嗽。如《红楼梦》中多次提到林黛玉因失眠而咳嗽不止。《素问·五脏生成篇》曰:"人卧则血归于肝。"失眠以致阴血耗伤,肝经失养,肝火犯肺,引发咳嗽;第四十九回,听闻贾宝玉要出家,心情郁闷,肝气郁滞,上逆犯肺,咳嗽不止。

2. 咳证发病与季节的关系　关于咳证的病因,经文首先强调的是外感因素:"皮毛者,肺之合也,皮毛先受邪气,邪气以从其合也。"且与季节有很大关系:"乘秋则肺先受邪,乘春则肝先受之,乘夏则心先受之,乘至阴则脾先受之,乘冬则肾先受之。"经文认为,五脏在其所主之时受邪,波及于肺可致咳病,这反映了《内经》四时五脏的发病观。林黛玉的咳嗽,就与季节有很大关系,基本在春秋两季发病。如《红楼梦》中,明确点出林黛玉咳嗽诱发时节:"黛玉每岁至春分秋分之后,必犯嗽疾。"

3. 咳证与饮食的关系　关于咳证的病因,经文提到的另一个方面就是饮食因素:"其寒饮食入胃,从肺脉上至于肺,则肺寒,肺寒则外内合邪,因而客之,则为肺咳。"饮食因素在林黛玉的咳疾方面也有所体现,《红楼梦》有"林黛玉因为咳嗽,大夫不让她多喝茶"的情节。

【思政融入点及理念分析】

1. 提高文化自信,坚定中医专业精神　通过《红楼梦》中林黛玉的病情来引入、学习咳嗽,增强同学们的学习兴趣。中医药的发展离不开中国传统文化的滋养,许多文学名著中都蕴含了中医药的智慧,体现了中医药的精髓。中华文明博大精深,中医药是中华民族的瑰宝,也是中国古代科学的瑰宝,也是打开中华文明宝库的钥匙。中医药学包含着中华民族几千年的健康养生理念及其实践经验,凝聚着中国人民和中华民族的博大智慧。因而需要鼓励学生多读古籍,不但能够加深对《内经》的理解,也能够提高个人的文化素养,有助于提高学生的文化自信,坚定中医专业精神。

2. 培养良好的生活习惯和健康的生活理念　现在很多人,尤其是年轻人偏好寒凉生冷类的食物,还因好奇或追求潮流,去食用刺身、生腌等生食,这些都不利于人体健康;此外,还有人追求形体窈窕,但没有选择科学健康的生活方式,反而信奉"美丽冻人",不适时添加衣物,这些都会造成经文中"肺寒则外内合邪,因而客之,则为肺咳"的结果。结合前面《灵枢·邪气藏府病形》篇"形寒寒饮则伤肺,以其两寒相感,中外皆伤,故气逆而上行"的学习,同学们知道:一是肺外合皮毛,衣物不和时宜,外感风寒之邪,可从皮毛及于肺;二是贪凉饮冷,内伤脾胃,肺脉起于中焦,从肺脉及于肺,"内外合邪"客于肺而发病。

由此可见,咳嗽的病因也与生活方式密切相关。不良的生活习惯,尤其是饮食因素,与很多疾病关系密切。故而《素问·经脉别论》有云:"春秋冬夏,四时阴阳,生病起于过用,此为常也。"因而要建立适度、自然、和谐养生观。做到《素问·上古天真论》所讲"法于阴阳,和于术数,食饮有节,起居有常,不妄作劳"才能"形与神俱",才能健康长寿。

3. 推动守正创新,培养创新思维　《素问·咳论》关于咳与季节气候关系的认识,对后世医家论治咳嗽起到了指导作用。清代林佩琴《类证治裁》云:"以四时论之,春季咳,木气升也,治宜兼降,前胡、杏仁、海浮石、瓜蒌仁之属;夏季咳,火气炎也,治宜兼凉,沙参、花粉、麦冬、知母、玄参之属;秋季咳,燥气乘金也,治宜清润,玉竹、贝母、杏仁、阿胶、百合、枇杷膏之属;冬季咳,风寒侵肺也,治宜温散,苏叶、川芎、桂枝、麻黄之属。"正是对咳与季节气候关系理论的发挥。

在中医学发展的千年历程中,历代医家的创新思维贯穿始终。习近平总书记高度重视中医药工作,多次强调要传承创新发展中医药,发挥中医药在维护和促进人民健康中的独特作用,推动中医药走向世界。同学们要发挥本时代的特点,将中医理论与现代研究相结合,推动中医药焕发新时代的活力。

4. 培养中医思维,树立中医思辨精神　中国古典文学名著中也涉及了中医药辨证施治的案例,蕴含了中医药的智慧,体现了中医药的精髓。"中医药存在一个问题,就是中医思维薄弱,理论创新滞后。"2023年12月2日,在中华中医药学会主办的第六届岐黄论坛上,"人民英雄"、中国工程院院士、国医大师张伯礼表示,中医学面临的最大问题就是中医思维薄弱,培养出来的中医不会用中医思维来思考,以西立中的概念太深。20世纪80年代,中医名家们总结出的"读经典、做临床、跟明师"这一有效经验,受到中医学界的广泛认可。

"读经典"为培养中医思维的经验之首,但经典中文字可能容易理解,真理却要结合临床、在实践中去感悟,更要在实践中去应用,逐步达到融会贯通,圆机活法。以案例的方式,通过分析林黛玉病情的描述,在提升学生学习兴趣的同时,培养学生中医思维能力。

## 二、教学设计与实施过程

1. PBL教学法　课前布置作业,预习《素问·咳论》的内容,提出需要解决的问题。
2. 演示讲授法　通过《红楼梦》及林黛玉的图片等,演示讲授林黛玉咳疾相关内容,使同学们意识到咳嗽的发病也与生活方式密切相关。
3. 案例法　提供临床典型病例,同学们通过病例分析,有助于巩固咳嗽的病因病机、症状、治疗等内容,并延伸到咳嗽与季节的关系,以及后世医家的临床运用,有助于提高创新思维,中医思辨能力。
4. 归纳总结法　从证候特征、传变规律等方面归纳总结"五脏咳"与"六腑咳"。

## 三、教学效果

1. 教学目标达成度　注重思政目标与知识、能力的有机结合。通过对《素问·咳论》咳嗽病因病机以及与四时五脏关系的讲解,联系《红楼梦》林黛玉咳疾的展示与分析,既满足了学生对知识、能力的掌握与训练,又达到了培养学生中医思维的思政目标。
2. 教师的反思　教师要多搜集与教学内容相关的临床案例,以及其现代意义和发展方向,如咳嗽的新型病因、咳嗽的新型病证、咳嗽的新型治疗方法等,教师可以通过引导、探究、创新等方法,帮助学生拓展和深化《素问·咳论》的研究领域和应用范围。

3. 学生的反馈　通过《红楼梦》"林黛玉咳疾"案例的引入,形象生动,内容丰富,能调动学生情绪,激发学生对经络学习的热情,引导学生培养中医思维能力。

## 案例三　困扰曹操的"头风"之疾

### 一、案例

**【原文】**

厥头痛,面若肿起而烦心,取之足阳明太阴。厥头痛,头脉痛,心悲善泣,视头动脉反盛者,刺尽去血,后调足厥阴。厥头痛,贞贞头重而痛,泻头上五行行五,先取手少阴,后取足少阴。厥头痛,意善忘,按之不得,取头面左右动脉,后取足太阴。厥头痛,项先痛,腰脊为应,先取天柱,后取足太阳。厥头痛,头痛甚,耳前后脉涌有热,泻出其血,后取足少阳。

真头痛,头痛甚,脑尽痛,手足寒至节,死不治。

头痛不可取于腧者,有所击堕,恶血在于内;若肉伤,痛未已,可则刺,不可远取也。头痛不可刺者,大痹为恶,日作者,可令少愈,不可已。头半寒痛,先取手少阳阳明,后取足少阳阳明。(《灵枢·厥病》)

**【案例介绍】**

#### 困扰曹操的"头风"之疾

《三国演义》是中国古典四大名著之一,描写了东汉末年到西晋初年的历史事件和人物。其中,曹操是一个重要的角色,他是魏国的奠基者,也是一位杰出的政治家、军事家、文学家。曹操经常被"头风"困扰,表现为头痛发作,时轻时重。《三国演义》中对于曹操头风的描写,主要有以下几处。

第二十二回"袁曹各起马步三军"中,曹操在许都患头风,原本卧病在床,当手下将陈琳写的讨曹檄文呈上,曹操看了大惊,随后头风不觉痊愈。

第二十三回"吉太医下毒遭刑",建安五年元宵节时曹操又患头风,太医吉平欲趁机下毒杀曹操:"曹操常患头风,发起来头痛得厉害,一发病,就会召我去医治。待他发病时,只要一剂毒药,必然死矣!"但计划泄露,被曹操处死。

第七十八回"治风疾神医身死",建安二十四年曹操在洛阳,自葬关公后,每夜梦见关公,惊恐不安。曹操为求心安欲兴建新宫殿,又因兴建宫殿时亲自砍伐一棵百年老梨树,被树中"血"溅了一身而再次受惊。当晚不得安眠,梦见"梨树神"动怒、用剑砍他,大叫惊醒后头风复发,痛不可耐。经华歆推荐,请华佗诊治。华佗说:"大王头脑疼痛,因患风而起。病根在脑袋中,风涎不能出,服汤药没有用。可用利斧砍开脑袋,取出风涎,方可除头风病根。"曹操以为华佗要谋害他,于是将华佗囚死。后来曹操病势渐重,又梦见伏皇后、董贵人等二十余人索命,头风转重,自觉气冲上焦,眼睛失明,不多时便死于宫中。

除《三国演义》外,据史料《三国志》本传记载:"太祖(即曹操)闻而召佗,佗常在左右。太祖苦头风,每发,心乱目眩。佗针鬲,随手而瘥。"

【案例反映的教学内容】

## 困扰曹操的"头风"之疾

头风为中医病名,是指头痛经久不愈,时作时止者。方隅《医林绳墨》将头痛和头风的区别归纳得比较清晰:"浅而近者,名曰头痛;深而远者,名曰头风。"从现代医学角度来看,中医所讲的"头风",是一种反复发作的慢性头痛。可以引起反复发作的慢性头痛的疾病有很多,有颅内疾病、颅外疾病。根据病因可将头痛分为血管性头痛、偏头痛、脑血管病性头痛、颅内感染性头痛、脑肿瘤性头痛、头部器官疾病头痛、肌收缩性头痛、功能性头痛等。

根据以上描写与史料记载,我们可以推测曹操的头痛并不是一种单一的病症,而是一种症状,它可能是由多种病因导致的。在古代,由于中医学认识疾病的特点为"气合而有形,得脏而有名"(《灵枢·顺气一日分为四时》),所以常用病位加病性(或疾病特点)来概括命名,如"头风""风涎""头风眩"等,这些名词反映出曹操的头痛可能与风邪、痰湿、气血不畅等因素有关。而且曹操临死前的头痛与以前的头痛不一定是同一病因,有可能疾病发生了"质变",后期产生了颅内占位性病变。

初期,由史料《三国志》本传"太祖苦头风,每发,心乱目眩"的记载可知,曹操的头痛,每次发作时有心烦(心乱)、眩晕(目眩)的表现,据《灵枢·厥病》经文所述,可归于厥头痛的范畴,"厥头痛,面若肿起而烦心,取之足阳明太阴;……厥头痛,贞贞头重而痛,泻头上五行行五,先取手少阴,后取足少阴。"与经文一致,华佗也是采取针刺的手法进行治疗,效果"随手而瘥"。

到了后期(建安二十四年),曹操的"头风"症状有了变化:"头脑疼痛不可忍",病势逐渐深重,且反复出现幻听、幻视,最后还"目不见物",华佗判断"病根在脑袋中,风涎不能出",由此可推,此时厥头痛已转变为真头痛。经文提示预后不良,华佗一代名医,欲行非常之法,"可用利斧砍开脑袋,取出风涎,方可除根",即建议外科手术摘除。

【思政融入点及理念分析】

1. 培养学生的逻辑思辨能力 《灵枢·厥病》篇将头痛分为厥头痛、真头痛,本案以历史著名人物曹操为例,通过《三国演义》及相关史料《三国志》等的记载,探求曹操"头风"的病因病机。

根据曹操初期头痛的特点:多发生在一侧,呈搏动性,伴有恶心、呕吐、畏光、畏声等症状;与思虑过多、情绪激动、劳累过度、睡眠不足等因素有关,常在重大事件发生或处理国事时发作;难以根治,反复发作,持续二十余年。根据这些特点,我们可以初步判断,曹操的头痛符合厥头痛的论述,相当于西医的"原发性头痛",即没有明确的器质性病变或其他疾病所致,而是由于神经血管系统的功能紊乱所引起的。在原发性头痛中,最符合曹操头痛特点的是偏头痛。

后期,病势深重,反复出现幻听、幻视,最后还"目不见物",此时厥头痛转变为真头痛。华佗诊断脑中有"风涎",需要手术治疗,由此推测,此时相当于脑部出现了占位性病变——"肿瘤"。可能是肿瘤占位引起颅内高压,压迫神经引起失明,肿瘤侵袭颞叶、额叶等脑组织,引起幻听、幻视等精神异常。

通过以上对曹操头痛的病因分析,我们可以理论联系实际,进行案例反思,培养学生的逻辑思辨能力,以实事求是的态度看待问题,从而提高学生的学习效果和兴趣。

2. 提高文化自信,坚定中医专业精神　　通过《三国演义》《三国志》中著名人物曹操"头风"的病例来学习厥头痛、真头痛,提高了学生对《内经》的学习兴趣。在《三国演义》等中华优秀传统文化的沃土上,中医药学汲取精华、得到培育,它是中医药传承发展的精神动力,也是中医药自信的重要源泉。因此,引导学生多阅读中国古典文献,不仅有利于《内经》的学习,对中医的学习也是大有裨益。

3. 展示古人的医学智慧,增强民族自信心和自豪感　　华佗是一代名医,曾为曹操诊治头痛,提出了开颅手术的方案,却遭到曹操的怀疑和杀害。虽然他"开颅取涎"的方案未能采纳,但这反映了华佗的医学智慧和创新精神。

华歆向曹操推荐华佗时,盛赞他的医术"世所罕有"。史料《三国志》《后汉书》中都有一段内容相仿的评述,说他善于养生("晓养性之术,时人以为年且百岁而貌有壮容"),用药精当("又精方药,其疗疾,合汤不过数种,心解分剂,不复称量,煮熟便饮,语其节度,舍去辄愈"),针灸简捷("若当针,亦不过一、两处,下针言'当引某许,若至,语人',病者言'已到','应便拔针,病亦行差'"),手术神奇("刳剖腹背,抽割积聚""断肠湔洗")。华佗发明的"麻沸散"是世界史上最早的麻醉剂。从中我们可以感受到古人的医学成就,增强民族自信心和自豪感。

## 二、教学设计与实施过程

1. PBL教学法　　课前布置作业,预习《灵枢·厥病》中关于"厥头痛与真头痛"的内容,整理《三国演义》《三国志》"曹操"及"华佗"的相关记载,提出需要解决的问题。

2. 演示讲授法　　通过"曹操"及"华佗"图片等,帮助学生回顾相关内容,使同学们意识到厥头痛、真头痛的病证特点、针刺治疗方法与预后等。

3. 案例法　　提供曹操"头风"的细节描述,让同学们进行病情分析,有助于巩固厥头痛与真头痛的症状、治疗、预后等内容,并延伸到厥头痛、真头痛与现代医学中原发性头痛、偏头痛、颅内占位等疾病的关系,有助于提高创新思维和中医思辨能力。

4. 归纳总结法　　从症状、治疗、预后等方面归纳总结厥头痛与真头痛的特点。

## 三、教学效果

1. 教学目标达成度　　应注重思政目标与知识、能力目标的有机结合。本节围绕着厥头痛、真头痛的症状、治疗、预后开展了课程思政案例融入,既满足了同学们对知识、能力的掌握与渴求,又体现了思政的"有亲和力",提高了同学们学习《灵枢·厥病》的兴趣;通过曹操"头风"的案例分析,对学生的综合素质、实践能力、中医思辨能力进行考查,以反映学生对教学内容的理解和对既往所学知识的综合运用能力。

2. 教师的反思　教师可在教学中,进一步强调《灵枢·厥病》的理论价值和临床价值,如厥病的病因病机、厥病的辨证施治、厥病的预防和养生等。教师可以通过举例、讨论、演示等方法,帮助学生运用和应用《灵枢·厥病》的理论指导和实践经验。例如,教师可以通过举例说明《灵枢·厥病》中的一些典型的厥病,如厥头痛、真头痛、厥心痛、真心痛等,让学生了解这些厥病的临床表现和针灸治疗的要点和注意事项。教师还可以通过讨论《灵枢·厥病》中的一些重要的理论观点,如厥病的经络分类、厥病的治疗原则、厥病的预后判断等,让学生深入理解和掌握《灵枢·厥病》的精髓和实质。

3. 学生的反馈　通过曹操"头风"案例的引入,形象生动,内容丰富,能调动学生情绪,激发学生对本学科知识的兴趣。通过案例引入,形象生动,内容丰富,能调动学生情绪,激发学生对本学科知识的兴趣。通过讲解厥病的经络分类、治疗原则、预后等,让学生们深入理解和掌握《灵枢·厥病》的精髓和实质。教师还通过引导学生关注现代社会中的一些与厥病相关的疾病,如脑卒中、心肌梗死、猝死等,让我们探究这些疾病与厥病的联系和区别,以及《灵枢·厥病》的理论和方法对这些疾病的诊治的启示和借鉴。通过让学生尝试运用《灵枢·厥病》的理论和方法,结合现代医学的知识和技术,探索和发展厥病的新型治疗方法,如针药结合、针刺电刺激、针刺微波等,以期提高厥病的治疗效果和水平,开阔学生视野,锻炼创新思维。

## 案例四　痹证

### 一、案例

【原文】

黄帝问曰:痹之安生?

岐伯对曰:风寒湿三气杂至,合而为痹也。其风气胜者为行痹,寒气胜者为痛痹,湿气胜者为著痹也……

帝曰:以针治之奈何?

岐伯曰:五脏有俞,六腑有合,循脉之分,各有所发,各随其过,则病瘳也。

帝曰:荣卫之气亦令人痹乎?

岐伯曰:荣者,水谷之精气也,和调于五脏,洒陈于六腑,乃能入于脉也,故循脉上下,贯五脏,络六腑也。卫者,水谷之悍气也,其气慓疾滑利,不能入于脉也,故循皮肤之中,分肉之间,熏于肓膜,散于胸腹。逆其气则病,从其气则愈,不与风寒湿气合,故不为痹。(《素问·痹论》)

【案例介绍】

1. 痹证的病因和生活方式

(1)《女医杂言》医案一则　客船上一妇人年四十岁,患两手麻木,六年不愈。询其病原,云无分春秋、昼夜、风雨、阴晴,日逐把舵,自得疾以来服药无效。某以风湿症治之,灸八穴遂愈。

肩髃二穴、曲池二穴、支沟二穴、列缺二穴。

又服除湿苍术汤出《拔萃方》。

(2)涛拍孤岛岸,风颂赤子心　2018年,王仕花和王继才夫妇获中央电视台"感动中国人物",他们在南海的开山岛上守护了32年。"涛拍孤岛岸,风颂赤子心",这是感动中国给王仕花和王继才夫妻俩的颁奖词,寥寥十个汉字,讲出了一段饱含艰辛泪水的奉献岁月。

在我国南海前哨,有一处特殊的小岛——开山岛。小岛面积不大,地势却十分险要,是一个国防战略地。新中国成立以后随着国内国际形势的发展,开山岛的战略位置尽管十分重要,但是有了更加高科技的手段,到开山岛守卫这个苦差事,已经不需要很多人员驻扎了。1986年,王继才、王仕花夫妇来到了开山岛,接下了这个守岛的重要任务。

32年来,他们每天升旗、巡逻、检查设备,忠诚履行着守岛的职责,这些工作并不轻松,但他们仍32年如一日,即便是在恶劣天气,两人也从没有松懈过。

守岛职责并不算是两人所要面对的最大困难,最大困难是生活条件十分艰苦:没有淡水、电力、通信;夏天,岛上的气候湿热异常;冬天,海风吹得十分寒冷,取暖设施不足、营房简单粗糙,不得已之下,夫妻俩常常躲在山洞里取暖。在这样艰苦的环境下,夫妻俩都有严重的基础病,关节炎和湿疹发作时,常常疼痛难忍、夜不能寐。

2008年,王继才在守岛时突发疾病,不幸辞世,年仅58岁。同年,江苏省政府追认王继才同志为烈士。王继才去世后,王仕花仍然在继续书写着这个传奇。这32年的驻守,三代人的默默付出,包含了一对守疆戍边人的小家对于国家的爱。在日日升起的国旗中,是夫妻俩的担当和守护,是他们的执着和爱国之情。

2. 痹证的治疗——胡王使者/羌活　《本草纲目》中记载:"唐刘师贞之兄病风,梦神人曰:但取胡王使者浸酒服,便愈。师贞访问,皆不晓。复梦其母曰:胡王使者,即羌活也。求而用之,兄疾遂愈。"

【案例反映的教学内容】

1. 痹证的病因和生活方式

(1)《女医杂言》医案一则　《女医杂言》为明代著名女医谈允贤所著,成书于明武宗正德五年,以回忆的形式记录了个人31例医案。《女医杂言》是中国古代第一部个人医案著作,也是古代唯一的女医著作。

书上记载了这么一则医案:一位在客船上掌舵的女性,40岁,双手麻木不仁6年余。当询问患者得病原因时,她说不分四季、白天黑夜、风雨阴晴都在开船,因此得的病,出现这种症状后就吃了许多药,但都没有效果。我按"风湿症"来治疗,给她灸了8个穴位:双侧肩髃穴、曲池穴、支沟穴、列缺穴,病情基本痊愈,又内服了《拔萃方》记载的除湿苍术汤。

在这个医案中,患者以开船为生,久居湿地、环境潮湿,且不论寒暑、日夜、晴雨都得开船,因而更易遭受风、寒、湿邪的侵袭,符合痹证发生的外因"风寒湿三气杂至,合而为痹也""此亦其食饮居处,为其病本也"(《素问·痹论》)。

(2)涛拍孤岛岸,风颂赤子心  王仕花和王继才夫妇在南海的开山岛上守护了32年,小岛条件艰苦、环境恶劣,夏天炎热难耐,冬天冰冷刺骨,且海中小岛环境潮湿,导致两夫妻均患有严重的风湿病,多处关节疼痛,步履艰难。本案例中,王仕花和王继才夫妇所得的风湿病,即属于《素问·痹论》痹证的范畴,其外因为风寒湿气夹杂侵袭人体,日久壅滞经络,闭阻气血而成痹,据二人疼痛难忍的症状表现结合居处环境可推断,他们的痹证应属于寒邪偏盛、寒性收引凝滞、以疼痛剧烈为明显特征的痛痹。

2. 痹证的治疗——胡王使者/羌活  李时珍的《本草纲目》记载有这么一个故事:唐代刘师贞的兄长患风湿顽症多年,家人遍访各地验方屡试,皆无良效。一晚,刘师贞梦到一位仙人告诉他,用胡王使者泡酒服下,可以治好。他醒来后查阅医药书籍、遍访名医药农,都不知道这是什么药。又一晚,刘师贞梦见逝世多年的老母亲,老母亲告诉他胡王使者就是羌活。师贞醒后即用羌活泡酒给兄长饮用,其兄多年顽疾果真慢慢痊愈。从此,人们便知道了羌活具有祛风除湿的作用。

【思政融入点及理念分析】

1. 以人为本,大医精诚  《女医杂言》的作者谈允贤,中国明代女医家,与西汉义妁、晋代鲍姑、宋代张小娘子并称为中国古代四大女名医,是古代女性医生中的代表之一。

医案中,女性患者患双手麻木不仁,谈允贤经详细问诊后,根据其生活起居判断为"风湿症"(即痹证)。经文曰:"其不痛不仁者,病久入深,荣卫之行涩,经络时疏,故不通,皮肤不营,故为不仁。"于是用温通经脉的艾灸法予以治疗,以除湿苍术汤善后,可谓恰如其分,桴鼓相应。

详细分析案例后,我们可以发现,谈允贤对她所医治的女性患者的认知,是建立在亲密接触上的平等对话,是对她们情感和生活的仔细观察,是来自于女性对女性的同情,所有这一切内化为谈允贤的医学思想,最后反映到她的技术方法之中,形成她的风格。这提示学生们作为医师,在诊察疾病时要以患者为中心,以人为本,加强医患之间的沟通。

2. 服务人民的家国情怀  "涛拍孤岛岸,风颂赤子心",王仕花和王继才夫妇在南海开山岛上32年尽忠职守,忍受着酷暑寒冬和疾病的折磨。2008年,王继才不幸去世,追认为烈士;王仕花继续守岛。他们用自己的行动表达了对国家的忠诚和爱。他们的故事是一首赞歌,歌颂了守疆戍边人的奉献和牺牲,展现了一对守疆戍边人服务人民、忠诚祖国的家国情怀。

3. 培养良好的生活习惯和健康的生活理念  通过《女医杂言》医案与守岛夫妇案例的分析,学生们了解到,痹证的发生与起居失常有关,明白由于居处潮湿、涉水冒雨、气候剧变、冷热交错等原因,以致风寒湿邪乘虚侵袭人体,注于经络,留于关节,使气血瘀阻而为痹证。

除此之外，饮食不节也是痹证发生的重要内在因素。《素问·痹论》云："饮食自倍，肠胃乃伤。"饮食不节，易伤肠胃，是起病之源，即清代姚止庵所谓"起居不密，饥饱失时，六腑之气先已不固，而后风寒湿气乃得从而入之也"。

4. **静则神藏，勤修内功，和平发展**　通过对经文的学习，同学们了解到痹证的形成还与情志有关。经文指出"阴气者，静则神藏，躁则消亡"，说明五脏六腑所藏之神躁扰妄动，必致阴精损耗，正气不足，易受风寒湿邪侵袭，发展成痹证。正如前文《灵枢·百病始生》所学："风雨寒热不得虚，邪不能独伤人。"内因才是致病的主要因素。

当今世界正处于百年未有之大变局，国际动荡变革加剧，和平与发展仍是时代主题，但也面临着各种传统和非传统的安全威胁。美国为维护霸权地位，不断制造地缘政治对抗，推动对华"脱钩断链"，引发国际社会的普遍担忧和抵制。欧洲既要应对美国的压力，又要考虑自身的利益，同时还面临着经济衰退和社会撕裂的困境。亚太地区总体保持稳定和发展的势头，但也受到美国的干扰和破坏，需要加强合作和互信，维护地区和平与繁荣。中东地区虽然出现了一些和解的迹象，但仍然存在着复杂的矛盾和冲突，需要国际社会的共同努力和支持。亚欧国家在变革中探索前行，寻求与中国的合作和发展，展现出向东看、向东行的趋势。

在这种复杂多变的"外因"环境下，我们面临着前所未有的机遇和挑战，需要保持静则神藏的状态，勤修内功，坚持自己的发展道路，不受外部干扰，不动摇信心，不放弃原则，不搞对抗，不称霸，不扩张，不干涉别国内政，不接受任何外来胁迫和讹诈，维护国家主权、安全和发展利益，推动构建人类命运共同体，为世界和平与发展做出贡献。

5. **提高文化自信，坚定中医专业精神**　通过对李时珍《本草纲目》中关于"胡王使者/羌活"的学习，使学生们感知到中医药论治痹证的特色与优势，彰显中医药的临床价值，树立中医药文化自信。中医药是中华民族的瑰宝，是中华文化的重要组成部分，也是人类医学的宝贵财富。中医药以辨证论治为核心，以阴阳五行为理论，以本草为基础，以临床为实践，形成了一套独具特色的医学体系。《本草纲目》是明代李时珍所著的一部中医药学巨著，是中医药的集大成之作，对中医药的发展和传承有着不可估量的影响。

## 二、教学设计与实施过程

1. **PBL教学法**　课前布置作业，预习《素问·痹论》的相关内容，提出需要解决的问题。

2. **演示讲授法**　通过《女医杂言》、《本草纲目》、羌活及"2018年感动中国王仕花和王继才夫妇"等相关材料，帮助学生回顾学习内容，使同学们意识到痹证的发生与饮食居处、情志因素等密切相关。

3. **案例法**　提供《女医杂言》记载的病例，引导同学们进行分析，有助于巩固痹证的病因病机、症状、治疗等内容，有助于培养学生的中医思维，提高创新能力。

4. **归纳总结法**　从病因（外因、内因）、分类、传变、临床表现、治疗、预后等方面归纳总结《素问·痹论》的相关论述。

### 三、教学效果

1. 教学目标达成度　要始终注重思政目标与知识、能力目标的有机结合。本节围绕着痹证的病因(内因、外因)、症状、治疗开展课程思政案例融入,既满足了同学们对知识、能力的掌握与渴求,又以趣味的方式展现了思政的温度、亲和力和张力,让同学们在品味体会经典的同时,感受到思政教育的魅力和价值。

2. 教师的反思　教师可在教学中,进一步介绍《素问·痹论》对后世临床应用的影响,展现其在中医学发展史上的重要地位和价值;可进一步分析《素问·痹论》中的痹证与现代医学的异同和联系,体现其科学性和实用性;从教学方法的角度,可加入讨论、小组活动等教学手段和形式,激发学生的学习兴趣和主动性,提高学生的理解和掌握程度,培养学生的分析和解决问题的能力;可让学生进行分组模拟,一人扮医生、一人扮患者,考查学生对《素问·痹论》的内容的掌握情况,以及对痹证的诊断和治疗的能力,及时给予学生正确的指导和建议,促进学生的学习效果和进步。

3. 学生的反馈　通过《女医杂言》《本草纲目》、羌活及2018年感动中国王仕花和王继才夫妇等案例的引入,内容丰富,能较好地调动学生情绪,激发学生对痹证相关知识的兴趣。激发学生从现在起重视饮食起居、情绪调节的决心,敦促大家树立良好的生活方式和健康的生活理念,多查阅中国知网及PubMed等数据库,将中医理论与现代研究相结合,碰撞出创新的火花。

## 案例五　水病

### 一、案例

**【原文】**

鼓胀何如? 岐伯曰:腹胀身皆大,大与肤胀等也,色苍黄,腹筋起,此其候也。(《灵枢·水胀》)

黄帝问曰:少阴何以主肾? 肾何以主水?

岐伯对曰:肾者,至阴也;至阴者,盛水也。肺者,太阴也;少阴者,冬脉也。故其本在肾,其末在肺,皆积水也。

帝曰:肾何以能聚水而生病?

岐伯曰:肾者,胃之关也,关门不利,故聚水而从其类也。上下溢于皮肤,故为胕肿。胕肿者,聚水而生病也。

帝曰:诸水皆生于肾乎?

岐伯曰:肾者,牝脏也,地气上者属于肾,而生水液也,故曰至阴。勇而劳甚则肾汗出,肾汗出逢于风,内不得入于脏腑,外不得越于皮肤,客于玄府,行于皮里,传为胕肿,本之于肾,名曰风水。所谓玄府者,汗空也。(《素问·水热穴论》)

【案例介绍】

## 龚廷贤《鲁府禁方·鼓胀》(节选)

鲁藩贤国母,年近五旬,于癸巳秋,因惊风恼怒过度,患腹胀如鼓,左胁积块刺痛,上壅夯闷,坐卧不宁,昼夜不寐,身痒时热,痰嗽喘促,二便涩滞,间或作泻,四肢羸瘦,腹大如蛛,饮食不进,苦楚难禁,诸医罔效。

忽曹州医官张省吾荐予,蒙千岁仁主,差官赍聘仪抵大梁,召予至。

诊其脉,六部虚浮散乱急促,气口紧盛,脉无至数,病已垂危。细察其原,乃为前医误投攻击杀伐之过,以致元气脾胃亏损之极,由是肾水枯竭,心血干耗,肝木太旺,湿热壅盛。

先以补中益气汤加减,倍用人参为主。

我国主曰:向来诸医,人参分毫不敢轻用,恐补起邪火,而动痰喘,万一上壅,吉凶反掌,将何以救之乎?

予辄然答曰:病以脉为主,脉以断为妙,脉病认真,用之何妨。是时本府不下千百余人,未有不惊骇者,奈病势已笃,不容不服。参止四钱,遂试服之。

一夜安妥。次早,我国主欣然问曰:天时严寒,且饮食不进,芩连之凉,可以用乎?

予曰:经云必先岁气,勿伐天和。芩连之凉,冬月固不可用,饮食不进,尤不宜投。但肺火太盛,非黄芩不清;肝火太旺,非黄连不平。所谓舍时而从证也。

又曰:痰嗽壅喘,人参可多用乎?

予曰:气口脉紧,元气大亏,若不用之,将何以补元气耶?此所谓舍证从脉,非有灼见,不敢用也。

又曰:地黄泥膈伤胃,岂不返增胀满耶?

予曰:肺金一虚,不能生水,是肾断生气之原,非地黄不补。但地黄用药制过,竟入少阴肾经,又用参术膏为丸,则不能犯胃泥膈也。

又曰:腹胀壅塞不通,当用分消之剂,返用补药,岂不补住邪气,愈增病耶?

予曰:用补药以治胀,初服则胀,久服则通。

经云:塞因塞用。此惟精达经旨者知之。

【案例反映的教学内容】

## 水病的病因和治疗方式

藩王鲁王之母老王妃患鼓胀病,腹部胀大如鼓、四肢瘦弱,左侧季肋区有积块、刺痛,腹胀壅塞不通、饮食不进、坐卧不宁、不能入睡,身痒时热,而且伴有咳喘吐痰不止,二便涩滞、间或作泻等症。鲁王遍访明医前来治疗都没有效果,病情越来越重,经推荐请龚廷贤诊治。

龚廷贤仔细诊疗后认为,老王妃病已垂危,是前医误用误投攻击杀伐之法,导致元气脾胃亏损之极,由此肾水枯竭,心血干耗,肝木太旺,湿热壅盛。治疗宜大补脾土,养肺金以制木,滋肾水、生心血以制火,平肝木、清湿热,升提下陷之气。于是用李东垣《脾胃论》之补中益气汤加减治疗,重用人参、白术以补正气,加黄芩、黄连以降肝肺之火。

龚廷贤大补脾土、养肺金、滋肾水的治法,正是《素问·水热穴论》"重视肺、脾、肾三脏而以肾为关键"的水肿发病观的实际运用。经文中"其本在肾,其末在肺"概括了肺肾在水肿形成中的作用关系。肾之经脉为足少阴经,通应冬令,位居下焦,为阴中之阴,故称"至阴"。其对津液的输布有着主宰作用,故言"至阴者,盛水也"。肺之经脉为手太阴经,位居上焦,能"通调水道,下输膀胱"(《素问·经脉别论》),后世称为水之上源。肺肾两脏经脉相通,肾主水液和肺主通调水道的功能相互配合,共同维持着体内水液代谢的平衡,二脏有衰,皆可积水成患。经文"肾者,胃之关也"是对肾、胃(脾胃)在水肿形成中作用关系的概括。人体的水液源于胃的受纳水谷,经脾的运化而布达于全身,代谢后残液的排泄主要依赖于肾。肾阳为人身脏腑阳气之根本,可温煦脾土,助脾运化水液。当肾阳不足,脾胃失于温煦,水液的输布代谢受到影响而形成水肿,即原文所谓"上下溢于皮肤,故为胕肿,胕肿者,聚水而生病也"。

【思政融入点及理念分析】

1. 培养中医思维,树立中医思辨精神　在龚廷贤《鲁府禁方·鼓胀》医案中,因老王妃患腹胀如鼓,左胁积块刺痛,故前医多用攻击杀伐之法,药屡至而屡试,病愈久而愈剧。说明之前的医者未能恰当运用中医思维整体辨证,见积消积,以致元气脾胃亏损之极,病已垂危。龚廷贤综合判断,舍脉从证,认为患者正气已虚,于是大胆运用补中益气倍用人参,患者一夜安稳,此为"塞因塞用"(《素问·至真要大论》)的运用,即用补养固涩之剂治疗满胀不通的病。满胀不通之证本应用疏通之法,以通滞塞,但是这里的塞证是因体质虚弱,与脏腑精气衰退而出现的闭塞不同,属于本虚标实之证,当体虚补足之后,闭塞自然而通。

老王妃患病时正值寒冬,且不进饮食,舍时从证,仍用黄芩、黄连等寒凉之药清肺、肝之火。什么是"舍时从证"呢?中医讲究"天人相应",也就是要遵循自然规律,将人体的变化与自然规律相结合。就像感冒,夏季多风热、暑湿,秋冬多风寒、风燥,这都与季节相关。冬季本身气候寒凉,人易患虚寒之证,所以用药大多温补,少用寒凉。而老王妃此时肝肺之火盛,虽然处于冬季,却也要用寒凉的药物来清泄肺、肝火热之邪,不能被季节所限制。

此医案中,龚廷贤坚持中医思维辨证论治,或舍证从脉,或舍时从证,不拘一格。且大胆尝试,并未被前医的思维定式所局限,提示我们应具有质疑精神与批判性思维,不可人云亦云。

2. 塑造健康的生活理念　本案预后方面,因患者不能戒气节食慎劳,三者屡屡犯之;又时值春令,肝气愈盛,脾气愈急,深为可虑,病难脱体。由此可知,鼓胀患者应情绪畅达,节制饮食,避免劳累,以免病情加重或反复。除此之外,鼓胀、水肿等疾病还能由其他生活因素导致。如湿热内盛,三焦壅滞:湿热久羁,或湿郁化热,中焦脾胃失其升清降浊之能,三焦为之壅滞,水道不通,而成水肿。饮食劳倦,伤及脾胃:饮食不节,劳倦太过,脾气亏虚,运化失司,水湿停聚不行,横溢肌肤,而成水肿。房劳过度,内伤肾元:生育不节,房劳过度,肾精亏耗,肾气内伐,不能化气行水,遂使膀胱气化失常,开合不利,水液内停,形成水肿。

通过对《灵枢·水胀》《素问·水热穴论》的学习,同学们系统且正确地认识了水病的病因、病机、症状、治法、病后调护等方法,指出了水病后饮食的原则和注意事项,反映了中医药的个体化和辨证论治的特点,体现了对疾病预防和治疗的重视,帮助同学们塑造正确、健康的生活理念。

## 二、教学设计与实施过程

1. PBL教学法  课前布置作业,预习《灵枢·水胀》《素问·水热穴论》中关于"水胀、肤胀、鼓胀"的相关内容,提出需要解决的问题。

2. 演示讲授法  通过"龚廷贤"及"《鲁府禁方》"等图片,帮助学生回顾相关内容,使同学们充分理解水肿的病因病机与发病,意识到本病的发生也与生活方式相关。

3. 案例法  提供《鲁府禁方·鼓胀》中的典型案例,请同学们逐步分析,有助于理解鼓胀的病因病机、症状、治疗等内容,有助于提高创新思维,中医思辨能力。

4. 归纳总结法  从病因病机、临床表现、治法等方面归纳总结如何鉴别鉴别水胀、肤胀、鼓胀。

## 三、教学效果

1. 教学目标达成度  注重思政目标与知识、能力的有机结合。本节围绕鼓胀的症状、治疗与水肿的病机、治则开展了课程思政案例融入,既满足了同学们对知识、能力的掌握与渴求,又提高了同学们对《灵枢·水胀》《素问·水热穴论》的学习兴趣;通过名医龚廷贤医案的逐步分析,继续锻炼同学们的中医思辨能力与批判性思维。

2. 教师的反思  教师可在教学中,进一步强调《灵枢·水胀》《素问·水热穴论》的理论价值和临床价值,帮助学生把握其内在的逻辑关系和规律性。从创新、优势、不足、疑难等方面全面分析《灵枢·水胀》和《素问·水热穴论》,对学生进行批判性思维和辨证思维的训练。结合现代医学的知识、技术、方法等,探讨《灵枢·水胀》和《素问·水热穴论》的现代意义、现代价值、现代应用等方面,进行创新性思维和跨学科思维的培养。

3. 学生的反馈  通过龚廷贤《鲁府禁方·鼓胀》医案的引入,内容丰富,提示我们面对疑难杂症时应如何处理,如何进行诊断和治疗,让同学们对中医的博大精深有了更深的认识。

# 第七章 诊 法

《素问·阴阳应象大论》云"四时阴阳,应有经纪。外内之应,皆有表里",指出事物之间存在着有机的联系,人体生命本质与现象、内在组织结构与外在功能之间是统一体,其内在本质是可以通过外在表象反映出来的。因此,通过观察外在体征、表象,可以分析内在脏腑功能,判断其常异。据此《内经》提出了"以表知里""以常衡变"的诊法原理,并详细论述望、闻、问、切四种基本的诊察方法,确立了四诊合参的诊断原则。《素问·阴阳应象大论》云:"善诊者,察色按脉,先明阴阳",更是明确提出了中医诊断的基本思路。此外,《内经》还分析了医生在诊察疾病中易犯的过失,强调医生在诊断过程中所必须遵循的行为规范。《内经》的这些认识奠定了中医诊断学的基本框架。

## 一、教学目标

1. 知识目标　掌握四诊合参的诊法要领,"诊法常以平旦"的原理,四时五脏的脉象、真脏脉的形成机理,虚里诊法的原理;熟悉望面色的特点,面部对于脏腑的分部;了解内外相应的诊法原理,医德以及医者在诊治上的五过四失,三部九候法,尺肤诊。

2. 能力目标　通过《素问·脉要精微论》《素问·疏五过论》《素问·五脏别论》《灵枢·五色》《灵枢·师传》等原文学习,培养学生研读古典医籍的能力。建立和完善中医思维方式,具备较强的中医思维能力。

3. 思政目标　理解中医学的整体观念在诊法中的体现,建立起对中医诊法的学习热情和中国传统文化的热爱,认识中医学对生命的高度重视,理解"人命至贵"的观点,建立对生命的关爱和重视,形成珍爱生命、养护生命的观点。

## 二、相关知识板块的思政元素分析

1. 和谐、敬业、友善的社会主义核心价值观　通过对《素问·方盛衰论》"是以诊有大方,坐起有常,出入有行,以转神明,必清必净,上观下观,司八正邪,别五中部,按脉动静,循尺滑涩,寒温之意,视其大小,合之病能,逆从以得,复知病名,诊可十全,不失人情。故诊之或视息视意,故不失条理,道甚明察,故能长久。不知此道,失经绝理,亡言妄期,此谓失道"关于医生在诊断过程中所必须遵循的行为规范的论述,以及"不失人情"观念的讲解,培养医生的职业道德与和谐、敬业、友善的社会主义核心价值观。

2. 唯物主义世界观与求真求实的科学精神　　通过对《素问·五藏别论》"拘于鬼神者,不可与言至德。恶于针石者,不可与言至巧"的讲解并结合临床案例,说明《内经》崇尚科学,彰显了不迷信鬼神的唯物主义世界观与求真求实的科学精神。

3. 天人合一的哲学观念与爱护环境的理念　　通过对《素问·脉要精微论》"微妙在脉,不可不察,察之有纪,从阴阳始,始之有经,从五行生,生之有度,四时为宜,补泻勿失,与天地如一,得一之情,以知死生"的讲解,导入天人合一的哲学观念,并进而培养爱护环境的理念。

4. 严谨细致、认真负责的工作态度　　通过对《素问·徵四失论》《素问·疏五过论》及临床案例讲解,讨论医生工作中的常见过失,加强培养严谨细致、认真负责的工作态度。

5. 守正创新精神　　通过对《素问·三部九侯论》"三部九侯遍诊法"到《素问·五藏别论》"气口脉法"反映出的诊法发展规律的深入思考,延伸当前诊断技术研究的现代研究进展,培养守正创新精神。

6. 中国传统文化自信与文化认同感　　引用诸子百家及其他传统文化名著阐释说明、佐证内经诊法,加深学生对中华传统文化的自信,培养文化认同感。

## 案例一　诊有大方

### 一、案例

【原文】

是以诊有大方,坐起有常,出入有行,以转神明,必清必净,上观下观,司八正邪,别五中部,按脉动静,循尺滑,涩,寒温之意,视其大小,合之病,能逆从以得,复知病名,诊可十全,不失人情。故诊之,或视息视意,故不失条理,道甚明察,故能长久。不知此道,失经绝理,亡言妄期,此谓失道。(《素问·方盛衰论》)

【案例介绍】

1. 孙思邈《备急千金要方·大医精诚》节选

(1)诚心救人　　凡大医治病,必当安神定志,无欲无求,先发大慈恻隐之心,誓愿普救含灵之苦。若有疾厄来求救者,不得问其贵贱贫富,长幼妍蚩,怨亲善友,华夷愚智,普同一等,皆如至亲之想。亦不得瞻前顾后,自虑吉凶,护惜身命。见彼苦恼,若己有之,深心凄怆。勿避险巇、昼夜寒暑、饥渴疲劳,一心赴救,无作功夫形迹之心。如此可为苍生大医,反此则是含灵巨贼。……其有患疮痍下痢,臭秽不可瞻视,人所恶见者,但发惭愧、凄怜、忧恤之意,不得起一念芥蒂之心,是吾之志也。

(2)大医之体　　夫大医之体,欲得澄神内视,望之俨然。宽裕汪汪,不皎不昧。省病诊疾,至意深心。详察形候,纤毫勿失。处判针药,无得参差。虽曰病宜速救,要须临事不惑。唯当审谛覃思,不得于性命之上,率尔自逞俊快,邀射名誉,甚不仁矣。又到病家,纵绮罗满目,勿左右顾眄;丝竹凑耳,无得似有所娱;珍羞迭荐,食如无味;醽醁兼陈,看有若无。所以尔者,夫一人向隅,满堂不乐,而况病人苦楚,不离斯须,而医者安然欢娱,傲然自得,兹乃人神之所共耻,至人之所不为,斯盖医之本意也。

(3) 为医之法　夫为医之法,不得多语调笑,谈谑喧哗,道说是非,议论人物,炫耀声名,訾毁诸医。自矜己德。偶然治瘥一病,则昂头戴面,而有自许之貌,谓天下无双,此医人之膏肓也。……所以医人不得恃己所长,专心经略财物,但作救苦之心,于冥运道中,自感多福者耳。又不得以彼富贵,处以珍贵之药,令彼难求,自炫功能,谅非忠恕之道。志存救济,故亦曲碎论之,学者不可耻言之鄙俚也。

2. 传统相声论医德片段　列位,这好大夫是有医德呀。怎么叫医德呀?嗨,这个看病的能耐是一回事,大夫的品德也很重要。这家儿,比如说这家儿老太爷吧,病入膏肓了。大夫来了,拿手一搭脉啊,"嗨,没事,哈哈哈哈,这个上火了啊,上岁数人就这样啊,来我开个方子吧。"老头高兴,"嘀,大夫好,有能耐,给大夫拿钱,送大夫。"几个儿子送着大夫往外走,这一出门才告诉你:"不太好,你们该准备就准备,省得到时候抓瞎,那个药可吃可不吃啊,别着急生气就得了。"儿子们千恩万谢,怎么的?最起码老头心里踏实。就怕那个没有医德的,一进门拿手一搭脉,"你要死!"这儿没松手,哪儿咽气了。你说算谁的?这算病死的还是你吓死的?所以说好大夫是有医德的。

【案例反映的教学内容】

1. 医生诊病的行为规范　诊病有一定的大法,医生一起一坐都有行为准则,一举一动都要遵守行业规范,这有利于医生聚精会神,也有利于调动患者配合诊察的积极性。一定要心思清净,绝无旁骛,冷静地上下观察,来分别四时八节,观察邪气中于五脏的何部,按其脉息的动静,循摸尺肤滑涩寒温的概况,视其大小便的变化,参合病态,从而知道是逆是顺,从而诊断出病名,这样诊视疾病,可以才能提高诊断的正确率,达到十不失一。

2. 医患交流中的注意事项　医生面对的是怕冷怕热、怕痛怕死,会笑会哭、有尊严、有羞耻心的人;医生也不是无情的诊断仪器,而是知冷知热、理解痛苦、尊重生命、有爱心、有同理心的人,因此医患交流时还要注意不能违背人情。正所谓"人的最高情商不是心机,而是替别人着想的善良。"人同此心、心同此理,所以诊病的时候,或诊察其身体反应,或了解其精神状态,都不能失去条理;医患交流的时候,要考虑对方的感受,遵循医理和交流原则,自然长久不出事故。假如不知道这些,违反了医理和医患交流原则,乱谈病情,乱下结论,这叫做"失道"。

【思政融入点及理念分析】

1. 理解遵守医生行为规范,培养敬业精神和良好医德　通过学习经文和孙思邈《备急千金要方·大医精诚》中"大医之体"的论述,促进学生理解敬业的社会主义核心价值观,尊重热爱自己的职业,理解和遵守医生行为规范,培养良好医德。首先,一个德艺兼优的医生必然行为遵守规范,举止得体,应能使思想纯净,反躬内省,目不旁视,在患者面前仪态庄重,气度宽宏,堂堂正正,不卑不亢。诊察疾病,专心致志,详细了解病状脉候,一丝一毫不得有误。处方用针,不能有差错。虽然说对疾病应当迅速救治,但更为重要的是临证不惑乱,并应当周详仔细。其次,医者仁心,仁者爱人,凡是品德医术俱优的医生治病,一定要安定神志,无欲念,无希求,表现出慈悲同情之心,决心拯救患者的痛苦。如果有患者来求医生救治,不管他的贵贱贫富,老幼美丑,是关系疏远还是亲近的人,是交往密切的还是一般的朋友,不管是什么民族,是愚笨的人还是聪明的人,一律同样看待,都能视患者为亲人,也不能瞻前顾后,考虑自身的利弊得失,爱惜自己的身家性命。看到患者的烦恼,就像自己的烦恼一样,内心悲痛,不避忌艰险、昼夜、寒暑、饥渴、疲劳,全心全意地去救护患者,不能产生推托和摆架子的想法,像这样才能将为人民服务的崇高理念落实到具体工作中,才能被称作人民的好医生。引导学生多阅读中国古典文献,不仅有利于《内经》的学习,对中医的学习也是大有裨益。

2. 友善的医患交流,共建和谐社会　　通过学习经文和孙思邈《备急千金要方·大医精诚》中"大医之体""为医之法"的论述和欣赏传统相声中论医德的片段,促进学生理解友善、和谐的社会主义核心价值观,学会友善的医患交流,为建设和谐社会做出自己的贡献。有资料显示,90%的医疗纠纷源自医患沟通不畅或障碍,80%的医疗纠纷发生于20%医生,因此,学会友善的医患交流,从而克服消除由于交流障碍引起医患关系紧张,对建设和谐社会有重要意义。首先医生要克服傲慢与偏见,医生在本专业的理论和临床实践上造诣很深,容易形成在患者面前的优越感,当今网络的发展,患者很容易获得有关自身所患疾病的知识,迄今为止,绝大多数疾病的病因未明、发病机制不清、治疗选择多样,常形成对某一疾病认识和诊疗方案选择的多学派现象,患者可能对此了解,但更可能倾向甚至迷信某一学说,靠着一知半解向医生提要求。这时的医患沟通,需要我们保持耐心和理解,克服态度和学术上的傲慢与偏见,不可嘲笑鄙视患者,千万不要把医患沟通变成学术争论。其次,要尊重患者的感受,赢得患者的尊重和配合。在向患者介绍各种诊疗措施时,要运用平等的语言和语气,在向患者介绍自己所倾向性的诊疗措施时,应该取得患者的充分知情和理解,避免使用指令性语言,杜绝随意夸大诊疗价值或用诊疗风险惊吓患者。在患者陈述或询问时,不要随意打断或嫌患者啰唆而表现为不耐烦,禁止训斥患者,避免重复询问而给患者一种医生在与患者交流时不专心的感受。要理解患者的自尊心、羞耻心、面对病痛甚至死亡的恐惧心与求生欲,尊重患者隐私。使用患者能理解的语言,实现良好沟通。

3. 坚定文化自信,培养对中华传统文化的热爱　　前面引用的案例,一个出自中国古代名医孙思邈的著作,一个是以中国传统曲艺表演形式相声为载体,既让学生发思古之幽情,又让学生体会传统文化的魅力。尤其孙思邈《备急千金要方·大医精诚》拓展扩充了《黄帝内经》"诊有大方"的思想内涵,在我国历史上广为流传,而且影响深远,被称为东方的希波克拉底誓言,直到如今,我国的不少中医院校仍用它作为医学生誓言,以此为准则来严格要求医生。因此,通过案例,增强对《黄帝内经》"诊有大方"思想的理解,传承和弘扬"大医精诚"精神,不仅是固本清源、守正创新的现实需要,也是坚定文化自信、增强民族自豪感的历史自觉,更是守护人民群众健康、建设健康中国的重要实践。

## 二、教学设计与实施过程

1. PBL教学法　课前布置作业,预习《素问·方盛衰论》中关于"诊有大方"的经文,阅读孙思邈《备急千金要方·大医精诚》的内容,提出需要讨论的问题。比如"医生为什么诊察疾病时不得多语调笑,谈谑喧哗?医生行为规范的意义是什么?""医患交流时如何做到不失人情?""随口告诉患者还剩多长的生存期是否合适?"启发学生思考。

2. 演示讲授法　通过课堂呈现经文和孙思邈《备急千金要方·大医精诚》以及传统相声论医德片段等,引导学生回顾相关内容,使同学们意识到医生行为规范、医患交流原则的意义。

3. 案例法　提供临床典型病例,同学们通过病例分析,有助于增强对医生行为规范、医患交流原则重要性的理解,有助于培养和谐、敬业、友善的社会主义核心价值观,培养医者仁心。

4. 讨论法　引导同学们在掌握知识目标的基础上,讨论"未成年患者早孕实验阳性我们该如何与患者家人交流?"和"患者检查发现恶性肿瘤晚期,该如何告知本人?"等问题,启发思考。

5. 情境再现法　让学生分别扮演医生、患者和家属等角色,模拟不同的诊察行为和交流方式,让学生设身处地,增进感受和理解,从而培养高尚医德和学会友善的医患交流。

## 三、教学效果

1. 教学目标达成度　注重思政目标与知识、能力的有机结合。始终围绕医生诊病的行为规范和医患交流中的注意事项开展课程思政案例融入,引导学生课前预习、课中讨论,情景体验,启发思考,既满足了同学们对知识、能力的理解和掌握,又体现了思政的温度、人情味与亲和力。

2. 教师的反思　三人行必有我师焉。集体探讨是打破思维定式、突破思维局限的有效方法,我们每一个人的思维有其局限性,这是我们的成长、教育、经验、学习等多种因素共同决定的,而且一旦拥有就会固化从而变得根深蒂固。所以多进行教研室集体备课,包括多和学生一起探讨如何学好本节内容,倾听同事和同学们的意见,总结本节教学内容与方法的优势和不足,进一步调整教学设计方案,结合更合适本节案例的教学方法。

3. 学生的反馈　传统曲艺形式活泼有趣,通过角色扮演进行情景再现则形象生动,内容丰富,能充分调动学生情绪,激发学生对本学科知识的兴趣。

## 案例二 道无鬼神

### 一、案例

【原文】

拘于鬼神者,不可与言至德。恶于针石者,不可与言至巧。病不许治者,病必不治,治之无功矣。(《素问·五藏别论》)

【案例介绍】

1. 陆岳《陆氏三世医验·卷一》医案节选　施南石,二十九岁,时患下午发热,直至天明方解,晡时仍然,夜间之热尤甚。咳嗽无痰,嗽则痛引胸胁。热甚则嗽亦甚,嗽甚则痛亦甚。初起延医,以感冒治之,服芎苏散一二帖,喘急殊剧。易以前胡、杏仁、桑皮、苏子辈,数剂,亦不效。后更数医,俱以阴虚治之,大约所处之方,不出天、麦二冬,知、贝二母之类。治疗数月,饮食渐减,肌肉羸瘦。其亲友无不认为少年劳瘵之症,必不可疗矣。最后一医,诊得脉弦数,左关尤甚,此肝火之所致也。因处一方,用柴胡、青皮、黄连、赤芍药、山栀仁、白芥子。自谓独得之妙,未有不中病者。及服数剂,略不见效。自此,苦于服药,卧以待毙,不亲医药者,已二月矣。其兄南屏,偶谒茅鹿门宪副公,备言其弟不可救之状。茅鹿门问曰:不知城中陆养愚曾看否?答曰:独此位屡卜不吉,未曾接看。鹿门曰:若此君未医过,未必无救。南屏即着人延予诊视。其六脉沉数而滑,右关、尺更有力。询其胁痛,似从右而应乎左。思仲景云:饮在胁下,咳则引痛,谓之悬饮。今嗽则痛,不嗽则不痛,明是悬饮症。第十枣汤,非常用之方。且病人狼狈之极,必不肯服。乃以润字丸料,加入甘遂,和丸。不令病家知之,但谓病因痰积不出,所以作热,热则嗽,嗽则痛。今以丸药,渐消其痰,发热之根去,则嗽与痛自减矣。病人见说不必吃煎药,已喜。因令二分一服,一日二服,每日加一分,加至五分一服,便出稠痰碗许。痰中有一块,半软半硬,如鸡卵大,胁痛如失。是夜,热嗽减十分之六七。又用人参、白术、归、芍、茯苓、贝母、甘草,为煎剂,与丸药间服。丸药仍日减一分,直至便中无痰,始止丸药,用前煎剂,每日一帖。调理月余,嗽热不作,肌肉如故。

炳章按:病则问卜,古今各地皆知,是天下不知移,误多少人。读此案,亦一龟鉴。

2. 临床案例一则　某女,73岁,患腹泻已有2周。因多年前算命先生曾言其寿命当为73岁,因此拒绝医药,终日神情抑郁,卧床不起,等待寿终正寝。子女劝告无效,焦急万分,请我到家中出诊。见其形销骨立,面色萎黄,短气乏力,大便频频,因此劝其吃药治疗。老太太坚决拒绝说:"人这一辈子该过啥日子都是老天爷定好的,阎王注定三更死,不会留人到五更。那个算命先生可准了,我这一辈子大事他都算出来了,人家说了我就是寿活73,今年我就是觉着时候到了,吃药也是白搭。"因见其迷信鬼神,我转念一想,随即说道:"老太太,我也觉得您说的有道理,您看今天是不是注定该有个医生来给你开药?

我今天早起就感觉鬼使神差地,总感觉我一定得来给您开药。我开了您只管吃,咱也不是妄想延寿,就为剩下的日子身体舒服点,再说您要是天寿到了,这药也拦不住不是?"处方胃苓汤加味,老太太将信将疑吃了几剂药后,腹泻痊愈,纳食增加,气色转好。直至老人平安过了74岁生日,如遇大赦,每次她遇到我便笑着说:"大概是那个算命的算漏了,他没算到我快到鬼门关了遇到你这个医生。"

【案例反映的教学内容】

## 《黄帝内经》的唯物主义世界观

《黄帝内经》接受了阴阳学说的唯物观,认为世界是物质的,是阴阳二气相互作用的结果。《素问·阴阳应象大论》提出"清阳为天,浊阴为地",就说明天地是物质的,是阴阳之气运动变化形成的。而人是天地阴阳之气相互作用的结果,所以《素问·宝命全形论》提出"天地合气,命之曰人""人以天地之气生"。《内经》把人看成物质世界的一部分,肯定了生命的物质性。

《内经》在唯物主义世界观的基础上形成了形神学说。形即形体。神,广义是指人体生命活动的外在表现的总称,包括生理、病理外现的征象,狭义是指人的精神思维活动。神的概念很广泛,其含义有三:一指包括一切生命在内的整个自然界物质运动变化的内在主宰。荀子说:"万物各得其和以生,各得其养以成,不见其事,而见其功,夫谓之神"(《荀子·天论》),自然界万物的化生是"神"的作用,这种"神"看不见摸不着,但是人们却能认识到它的存在,即在"神"的作用下万物的生成发展与变化。二指推动人体生命活动的内在主宰。人体生命活动的机能也称之为神,神去则气化停止,生命即结束,即所谓"得神者昌,失神者亡",神是人体生命的根本基础。三指人精神意识思维活动的主宰。如《素问·灵兰秘典论》云:"心者,君主之官,神明出焉",《灵枢·五色》云:"积神于心,以知往今",指的就是人的精神意识思维活动之神。

《内经》对形神关系的认识,实质就是对物质和精神二者相互关系的认识。形体第一,精神第二。形体是本,神是生命的作用。有形体才有生命,有生命才有神产生。而人体脏腑等的功能活动,气血的运行,又受神的主宰。神附于形,形主于神,形存则神存,形灭则神亡,反之,神亡则形亦灭。所以,形与神是相互依附而不可分割的,即"形与神俱"和"形神相得"的形神关系,这是对形神关系的唯物主义认识。所以,也就不存在虚无缥缈的鬼神。

《内经》认为生命是可知的,正常的生命过程是阴阳二气对立统一运动的动态平衡过程,正如《素问·生气通天论》云"阴平阳秘,精神乃治",而一切疾病发生的根本原因是阴阳平衡协调关系的破坏,即阴阳失调。《素问·阴阳应象大论》云:"阴胜则阳病,阳胜则阴病,阳胜则热,阴胜则寒",是《内经》对疾病发生原因和机理的最高度、最本质的概括。所以,生命是可知的,疾病也是可治的,《灵枢·九针十二原》明确提出"言不可治者,未得其术也"。《内经》也认为疾病可防,即"治未病"的预防思想。

归根结底,中医学的产生就是中国古人理性发展和与巫术迷信斗争的结果,因为如果把人的疾病生死看成鬼神意志决定的结果,那治病救人的医学就没有存在的必要。

所以《内经》旗帜鲜明地指出"拘于鬼神者,不可与言至德"。如此彻底的唯物主义世界观闪耀着中国古人理性的光辉,激励着两千年来的中医人去勇于探索治病救人的奥秘。

【思政融入点及理念分析】

1. 坚持唯物主义世界观,坚持无神论　　通过学习经文和阅读案例,促进学生加强认识和理解、坚持唯物主义世界观和无神论。习近平总书记指出:"世界物质统一性原理是辩证唯物主义最基本、最核心的观点,是马克思主义哲学的基石。"这一重要论断突出了辩证唯物主义和历史唯物主义世界观的核心要义。正是基于世界物质统一性原理,马克思主义在回答哲学基本问题时,主张存在决定思维、物质决定意识,物质是第一性的,意识是第二性的。我们党的世界观是辩证唯物主义和历史唯物主义,而无神论是这一世界观的重要内容。正是由于坚持无神论的世界观,我们党才能领导人民以自己长期、艰苦的探索和奋斗一步一步改变中国,实现中国人民的解放和富裕,而不是引领人民寄希望于神灵护佑,去追求虚幻的天国和来世;也正是由于坚持无神论的世界观,我们才能用科学理论武装全党的头脑,在90多年的实践中不断深化对中国革命和建设客观规律的认识,而不是乞灵于神的启示和主观主义的臆想。抽掉无神论这一思想基石,党的理论大厦就要垮塌,党的奋斗所取得的一切都成虚妄。

坚持无神论,要善于做广大人民群众的教育和宣传工作。我们宣传无神论,不仅是为了坚持一种科学的学说,更是为了使大家掌握这种认识世界、改造世界的思想武器。只有这一科学学说真正为大多数群众所接受,这种宣传教育才有完全的意义。在《中华人民共和国宪法》中有明确条文规定,国家在人民中进行辩证唯物主义和历史唯物主义教育。我们应自觉主动地把《中华人民共和国宪法》的要求与责任承担起来。无神论的教育,要及早进课堂、进教材、进头脑。因此促进学生加强认识和理解、坚持唯物主义世界观和无神论,不仅有利于《内经》的学习,更是思想政治教育的重要任务。

2. 启发医者仁心,培养中医辨证思维　　经文认为假如患者非常迷信鬼神,就无法向他说明高深的医学道理,假如患者非常厌恶针石,就无法向他说明针石治疗之精巧,假如患者不愿接受治疗,那么就不必勉强给他治疗了。像这样的情况,就是给他治疗,也是难以收到预期效果的。但这是古人的认识,今天的医学生作为人民健康的卫士,我们是对人民群众的健康高度负责的,我们如果遇到类似这样的情况,还要不要给患者沟通和治疗呢?人民群众的认识受其成长经历和教育水平等所局限,并非所有人都能有条件、有机会像当代医科大学或者中医药大学的大学生一样接受高等教育,学习深奥的医学知识。从医者仁心的角度出发,我们还是要想尽一切办法去进行沟通和治疗的,不能忘了自己的责任。

中医辨证思维的特点是整体思维、变易思维和相成思维。我们可以从和患者关系密切、被患者充分信任的人入手,通过和他们沟通,借助他们之手,实现我们沟通的目标;没有什么是一成不变的,可以开拓思路,促成患者观念的转变,比如通过实际的医疗案例,引起患者的思考,让患者看到医疗的效果,进而接受正确的医疗。只要思路开阔,方法总比困难多。

因此,通过案例,学习其他医生和患者交流的方法,用我们的爱心和智慧,促使患者接受正确的医疗,也可以启发医者仁心,培养中医辨证思维,这体现了医学生的使命与担当,更是守护人民群众健康、建设健康中国的重要实践。

## 二、教学设计与实施过程

1. PBL 教学法　课前布置作业,预习《素问·五藏别论》中关于"道无鬼神"的经文,阅读案例材料的内容,提出需要讨论的问题。比如"为什么拘于鬼神者不可与言至德?为什么恶于针石者不可与言至巧?""遇到病不许治的人,医生该怎么办?"启发学生思考。

2. 演示讲授法　通过课堂呈现经文和陆岳《陆氏三世医验·卷一》案例和教师临床案例等,引导学生回顾相关内容,使学生意识到唯物主义世界观、无神论对医学发展和医疗工作开展的意义。

3. 案例法　提供临床典型病例,学生通过病例分析,有助于增强对唯物主义世界观的理解,有助于启发医者仁心,培养中医辨证思维。

4. 讨论法　引导学生在掌握知识目标的基础上,讨论"为什么中医奠基之作《黄帝内经》的作者不信鬼神?""放弃信仰鬼神拒绝治疗的患者是否合适?"和"社会上迷信鬼神耽误医疗的新闻时有发生,这说明了什么"等问题,在讨论中激发思考。

5. 情境再现法　让学生分别扮演医生和迷信鬼神、拒绝医疗的患者和家属等角色,模拟交流,让学生设身处地,增进感受和理解,从而启发医者仁心,培养中医辨证思维。

## 三、教学效果

1. 教学目标达成度　注重思政目标与知识、能力的有机结合。始终围绕《黄帝内经》的唯物主义世界观和无神论开展课程思政案例融入,引导学生课前预习、课中讨论,情景体验,启发思考,既满足了学生对知识、能力的理解和掌握,又体现了思政的温度、人情味与亲和力。

2. 教师的反思　唯物主义世界观,甚至于医者仁心不是用来灌输的,不是教出来的,不是要求出来的,而是启发出来的。要让学生有感受,有思考,自己得出有价值有意义的结论,自己升华提高认识水平。如何让高尚的教育目标不枯燥,对学生而言能入耳动心,还要多下功夫去设计。

3. 学生的反馈　作为受过高等教育的大学生,很多人往往认为无神论是理所当然的,对迷信鬼神、拒绝医疗的患者,刚开始甚至是有点鄙视或者嫌弃的。但一想到救死扶伤是我们的天职,就明白了不能放弃每一个患者,无论他或她的认识水平有多低,另外向广大人民群众进行医学知识的科普也很重要。

## 案例三 医有五过

### 一、案例

**【原文】**

圣人之术,为万民式,论裁志意,必有法则,循经守数,按循医事,为万民副,故事有五过四德。

凡未诊病者,必问尝贵后贱,虽不中邪,病从内生,名曰脱营。尝富后贫,名曰失精,五气留连,病有所并。医工诊之,不在藏府,不变躯形,诊之而疑,不知病名。身体日减,气虚无精,病深无气,洒洒然时惊,病深者,以其外耗于卫,内夺于荣。良工所失,不知病情,此亦治之一过也。

凡欲诊病者,必问饮食居处,暴乐暴苦,始乐后苦,皆伤精气,精气竭绝,形体毁沮。暴怒伤阴,暴喜伤阳,厥气上行,满脉去形。愚医治之,不知补泻,不知病情,精华日脱,邪气乃并,此治之二过也。

善为脉者,必以比类奇恒,从容知之,为工而不知道,此诊之不足贵,此治之三过也。

诊有三常,必问贵贱,封君败伤,及欲侯王。故贵脱势,虽不中邪,精神内伤,身必败亡。始富后贫,虽不伤邪,皮焦筋屈,痿躄为挛。医不能严,不能动神,外为柔弱,乱至失常,病不能移,则医事不行,此治之四过也。

凡诊者必知终始,有知余绪,切脉问名,当合男女。离绝菀结,忧恐喜怒,五藏空虚,血气离守,工不能知,何术之语。尝富大伤,斩筋绝脉,身体复行,令泽不息。故伤败结,留薄归阳,脓积寒炅。粗工治之,亟刺阴阳,身体解散,四支转筋,死日有期。医不能明,不问所发,唯言死日,亦为粗工,此治之五过也。

凡此五者,皆受术不通,人事不明也。故曰:圣人之治病也,必知天地阴阳,四时经纪,五藏六府,雌雄表里,刺灸砭石,毒药所主,从容人事,以明经道,贵贱贫富,各异品理,问年少长,勇怯之理,审于分部,知病本始,八正九候,诊必副矣。(《素问·疏五过论》)

**【案例介绍】**

1.临床案例一 某患者,女,36岁,家庭主妇。患有乳腺增生与闭经。神情抑郁,急躁易怒,头痛胸胀,小腹憋胀,尿赤便干,舌黯红苔白腻,脉弦硬涩。多方求治,医生均认为肝郁火旺。曾服丹栀逍遥丸几十瓶,无任何改善。

处方大柴胡汤合血府逐瘀汤,服14剂后阴道下黑血块数块,症状略改善,但继服则毫无进展。黔驴技穷,颇感困窘,经与患者详细询问,方知其原本健康,因去年开始儿子青春期叛逆严重,学习退步,明年即将中考,心中焦急又无计可施,遂生诸病。患者倾诉时痛哭失声,哭出来后自觉症状大减。嘱其继续服药,帮患者给儿子找了个家教老师,并给她找了个心理医生,辅导后母子关系改善,孩子学习进步明显,心中释然。月经恢复正常,乳腺检查也有改善。

2. 临床案例二　某患者,男,46岁,包工头。两个月来食欲缺乏,胃胀、胃痛,泛酸,胃灼热,大便稀,小便黄,口苦,心烦,舌紫红苔黄厚腻,脉弦数。经检查发现胃肠道息肉多达十余粒,大小不一。患者更觉精神紧张抑郁。处方用半夏泻心汤加减:黄芩12 g,黄连9 g,干姜(捣)9 g,清半夏9 g,党参12 g,炙甘草9 g,木香9 g,砂仁(捣后下)6 g,柴胡12 g,炒枳壳12 g,炒白芍12 g,丹参21 g,吴茱萸(捣)2 g,蒲公英12 g,煅瓦楞子(捣)21 g,车前子21 g,加大枣6枚,水煎服,每日1剂。服后虽症状有缓解,但始终改善有限。多次给患者讲解息肉不等于癌症,其仍然眉头紧锁,唉声叹气。经与其家属沟通,才知道患者素体尚属健康,3个月前讨要工程款,反遭欠款方恶意拖欠,且肆意凌辱,激愤委屈绝望,因而生病。后有媒体工作者帮其调解及寻求律师帮助,终于要回了工程款。患者开怀大笑,情绪释然,食欲大好,胃胀、胃痛等症状逐渐消失。一个月后复查,息肉大部分脱落。

【案例反映的教学内容】

1. 社会心理因素对健康的影响　《内经》已认识到人们生活在一定的社会环境中,社会发展水平、经济状况以及个人的政治地位、经济条件、生活的际遇等,均对人的精神心理活动产生一定的影响,使人抑或激愤,或自卑,或嫉妒,久而久之这些因素也可影响体质的变化,从而出现营血、精气虚衰的病证。经文认为如果是以前高贵而以后卑贱的,那么虽然不中外邪,疾病也会从内而生,这种叫做"脱营"。如果是以前富裕而以后贫困因而发病的,这种病叫做"失精"。这两种都是由于情志不舒,气郁结,渐渐积累成病的。患者身体是一天天消瘦,气虚精耗,待到病势加深,就会毫无气力,并且怕冷,时常惊恐不安。这种病之所以会日渐加深,就是因为情志抑郁,在外耗损了卫气,在内劫夺了荣血的关系。精神上突然的欢乐、突然的痛苦以及原先是否享过福或受过罪,这些都能伤害精气,使精气衰竭,形体毁坏。暴怒会损伤阴气,暴喜会损伤阳气。阴阳有了伤害,厥逆之气就会上行而经脉胀满,形体羸瘦。男女性别的不同,以及生离死别、情怀郁结、忧愁恐惧喜怒等因素,这些都能使五脏空虚,血气难以持守。因此医生在诊察疾病时,必须全面了解这些社会心理因素对健康的影响。

2. 临床上医生易犯的五种过失　《内经》认为不了解患者社会地位变迁;不问患者饮食起居变化;自身医术低劣;对患者没有威信;未掌握思考发病过程,是医者临床诊察疾病的常见五种过失。

具体而言,经文认为凡是在诊病的时候,必须询问患者的生活情况,否则不注意病情,随便处理,这在诊治上是第一种过失;凡要诊察患者,一定得问他饮食起居的情况,情绪波动和前后变化,否则诊治这些疾病时,不知道应该补还是应该泻,也不了解病情,以致患者五脏精华之气一天天损耗,而邪气愈加盛实起来,这是诊治上的第二种过失;善于诊脉的医生,必然能够别异比类,分析奇恒,从容细致地掌握病的变化规律,假如做个医生而不懂得这个道理,那他的诊治就没有什么值得称许的了,这是诊治上的第三种过失;对于精神心理受影响的患者,医生如不能认真对待,从而转变患者的精神意识,而仅是曲从患者之意,敷衍诊治,以致在治疗上丢掉法度,那么患者就不能去掉,当然也就谈不上什么疗效了,这是诊治上的第四种过失;凡是诊治疾病,必须了解发病的全部过程,同时还要做到察本而能知末,在切脉问证的时候,应注意到男女性别的不同,以及生离死别、情怀郁结、忧愁恐惧喜怒等因素,医生不能明辨这些,不问发病原因,只能说出哪一天会死,这也是粗率的医生,这是诊治上的第五种过失。以上五种过失,都是由于所学的医术不通,又不懂得贵贱、贫富、苦乐的人缘故。所以说,有修养的医生诊治疾病,必须知道天地阴阳,四时经络、五脏六腑的相互关系,刺灸、砭石、毒药所治疗的主要病证,比类人事的变迁,掌握诊治的常规。贵贱贫富,品质标格各有不同。问年龄的少长,分析个性的勇怯,再审查病的所属部分,就可以知道疾病的根本原因,然后参对八正的时节、九候的脉象,那么诊治就一定精确了。

因此,强调医生从事医疗工作必须了解天文、气候变化、全面掌握患者病情、熟悉诊疗技术、熟通医学理论,不能不问病之根由,一概依靠汤药治疗。经文指出疾病的治疗是一个复杂的系统工程,因此为医者不仅要全面掌握有关医学方面的内容,还应当"上知天文,下知地理,中知人事"。

【思政融入点及理念分析】

1. 严谨细致、认真负责的工作态度　　通过学习经文和两则案例的阅读,促进学生加强认识和理解严谨细致、认真负责的工作态度的重要性。医疗工作关乎生命,而生命是复杂的,是身心一体的,是受自然、社会因素影响的。两则案例中医生都是常规治疗无效或疗效不满意,经过后来和患者或家属深入沟通,全面了解到患者的心理病因和发病过程,才最终治愈了患者。实际工作中有些医务工作者眼里只有病,没有生病的人,只有常规检查项目、化验检验报告,没有和患者及家属深入细致的沟通,没有严谨的分析判断,导致治疗有效率和治愈率不理想。因此医生诊疗疾病时要严谨细致,认真负责,全面了解所有相关因素,如经文所说贵贱贫富、品质标格各有不同。问年龄的少长,分析个性的勇怯,再审查病的所属部分,就可以知道疾病的根本原因,然后参对八正的时节、九候的脉象,那么诊治就一定精确。如果工作时马虎敷衍,了解病情时忽略了任何因素的影响,都可能会导致无法收到应有的疗效。要让学生明白我们是人民健康卫士,建设健康中国的使命需要我们在医务工作中严谨细致、认真负责。

2. 坚持学习,提高技术,培养爱岗敬业的社会主义核心价值观　　经文认为善于诊脉的医生,必然能够别异比类,分析奇恒,从容细致地掌握病的变化规律,假如做个医生而不懂得这个道理,那他的诊治就没有什么值得称许的,并强调医生常犯的五种过失大都和所学技术不足有关,即所谓"凡此五者,皆受术不通,人事不明也",并要求医生诊治疾病,必须知道天地阴阳、四时经络、五脏六腑的相互关系,刺灸、砭石、毒药所治疗的主要病证,比类人事的变迁,掌握诊治的常规。从"敬业"的社会主义核心价值观出发,这就需要我们坚持学习、全面学习,提高自身岗位所需的一切医疗技术。而且党的二十大报告指出:"推进教育数字化,建设全民终身学习的学习型社会、学习型大国。"这是以习近平同志为核心的党中央在确定新时代"实施科教兴国战略,强化现代化建设人才支撑"的目标任务时,坚持教育要面向现代化、面向世界、面向未来,对创新教育与学习方式作出的具有前瞻性、全局性的重要战略决策,意义非常重大而深远。坚持学习,不断提高医疗技术,也是在医疗岗位上践行这一伟大决策,意义深远。

3. **强化整体观念,培养中医思维** 经文中医生常犯的各种过失,多与忽视了生命的整体性有关。中医整体观念认为,天人合一,三才一体,生命是身心一体的,人与自然和社会环境是和谐统一的。因此,强调医生从事医疗工作必须了解天文、气候变化、全面掌握患者病情,不仅要全面掌握有关医学方面的内容,还应当"上知天文,下知地理,中知人事"。引导学生复习强化整体观念,从而培养中医思维。

## 二、教学设计与实施过程

1. **PBL 教学法** 课前布置作业,预习《素问·疏五过论》中关于"医有五过"的经文,阅读案例材料的内容,提出需要讨论的问题。比如"该患者乳腺增生与闭经的病机是不是肝郁火旺？医生判断是否失误？是否应该使用丹栀逍遥丸？""仅有和患者本人的沟通是否影响诊断的全面性和正确性？"启发学生思考。

2. **演示讲授法** 通过课堂呈现经文和两则临床案例等,引导学生回顾相关内容,使同学们意识到严谨细致认真负责的工作态度、坚持学习、提高技术、培养爱岗敬业的社会主义核心价值观对医疗工作的意义。

3. **案例法** 提供临床典型病例,同学们通过病例分析,有助于增强对严谨细致、认真负责的工作态度的理解,有助于启发学生强化理解中医整体观念,培养中医思维。

4. **讨论法** 引导同学们在掌握知识目标的基础上,讨论"贵贱贫富对人的疾病有什么影响？""作为新时代的大学生,我们如何避免患得患失？"和"如何协调先天下之忧而忧的精神与为祖国健康工作五十年的目标？"等问题,在讨论中激发思考。

## 三、教学效果

1. **教学目标达成度** 注重思政目标与知识、能力的有机结合。始终围绕经文强调的社会心理因素对健康的影响和医生常犯的五种过失开展课程思政案例融入,引导学生课前预习、课中讨论,情景体验,启发思考,自觉养成严谨细致、认真负责的工作态度,坚持学习,提高技术,培养爱岗敬业的社会主义核心价值观以及强化中医思维。

2. **教师的反思** 除了工作态度、学习精神、经文所提的要求本身也是医德的体现,医者仁心,仁者爱人,必须全面了解、严谨分析关于患者的情况,才能做出更好的诊断和治疗。医道奥妙,进无止境,鼓励学生终身学习、精益求精。

3. **学生的反馈** 学过本段经文让我们明白精神心理对人健康的影响,医生应当重视全面了解患者的相关病史,从而准确判断、精准治疗。人生路上难免风雨,我们自己也要学会坚强的意志和积极乐观的人生态度,避免患得患失,做生活的强者。

# 第八章 论 治

《内经》里有丰富的论治思想、原则和方法,对后世治疗学的发展产生了深远的影响。其治疗思想是在长期的医疗实践中形成的,主要包括:法天则地、顺应人体生命规律、协调平衡、预防为主、标本和合及形神共治等;基本治疗原则主要有治未病、治病求本、标本缓急、病治异同、补虚泻实、寒热温清、扶正祛邪、三因制宜、因势利导、协调阴阳等;《内经》还提出了药物、针刺、砭石、情志、火焫、热熨、敷贴、导引、按跷等具体治疗手段,倡导各种方法配合应用,强调综合疗法,并阐释了君臣佐使的制方原则及方剂分类法则。《内经》治疗思想集中地反映了古代医家以人为本的治疗理念,对后世中医治疗学发展产生了深远的影响。

## 一、教学目标

1. 知识目标  掌握法天则地、顺应人体生命规律的论治思想,掌握三因制宜、标本和合的论治思想,掌握神不使的机理、正治法与反治法的使用原则、因势利导的治疗原则、标本逆从的机理。熟悉制方原则及用药原则、妊娠期用药原则、针刺需法则天地阴阳的变化。了解针刺的注意事项及针刺得气的重要性,了解对《内经》治疗思想有密切关系的传统文化和古代哲学。

2. 能力目标  在掌握法天则地、顺应人体生命规律论治思想基本概念的基础上,培养学生掌握"化不可代、时不可违"的深层内涵与临床应用能力,培养学生掌握三因制宜、标本和合、正治法与反治法、因势利导、标本逆从的临床运用能力。能够独立查找资料,进一步锻炼运用中医思维模式思考和分析的能力,及团队协作、学术研究的能力,加强对知识的内在转化和运用中医术语进行书面表达的能力。

3. 思政目标  培养学生"以人为本"的人文精神与大医情怀,将社会主义核心价值观融入教学,引导学生尊重自然规律,树立人与自然和谐发展的理念,培养守正创新精神。

## 二、相关知识板块的思政元素分析

1. 和谐的社会主义核心价值观,爱护环境  通过对《素问·五常政大论》"化不可代,时不可违"相关论述的学习,培养学生深入认识和理解人与自然的关系,树立人与自然和谐发展的社会主义核心价值观,强化爱护环境的理念。

2. 珍惜时间,努力奋斗的观念　通过对《素问·五常政大论》"化不可代,时不可违"相关论述的学习,培养学生深入认识和理解珍惜时间的重要性,明白大好青春,正是努力学习奋斗的好时节。

3. 良好的生活习惯　通过对《素问·五常政大论》"化不可代,时不可违"、《素问·脏气法时论》"五谷为养,五果为助"相关论述的学习,培养学生合理膳食,按时起居,养成良好的生活习惯。

4. 具体问题具体分析的哲学原则,调查研究的优良传统　通过对《素问·异法方宜论》的讲解,促进学生坚持具体问题具体分析的哲学原则,继承和发扬调查研究的优良传统。

5. 守正创新精神　通过对《素问·阴阳应象大论》因势利导治疗原则的讲解,了解《内经》时代灵活多样、内容丰富的治疗手段,培养守正创新精神。

6. 中华传统文化自信与文化认同感　引用诸子百家及其他传统文化名著阐释说明、佐证内经治疗思想,加深学生对中华传统文化的自信,培养文化认同感。

## 案例一　道法自然

### 一、案例

【原文】

帝曰:其久病者,有气从不康,病去而瘠,奈何?

岐伯曰:昭乎哉圣人之问也!化不可代,时不可违。夫经络以通,血气以从,复其不足,与众齐同,养之和之,静以待时,谨守其气,无使倾移,其形乃彰,生气以长,命曰圣王。故大要曰:无代化,无违时,必养必和,待其来复。此之谓也。(《素问·五常政大论》)

【案例介绍】

1. 营养保健品热潮下的冷思考　某患者,女,36岁,为保健品公司高管,因胃痛、贫血求诊。患者胃痛,食欲减退,大便偏干,5日1行,小便可,月经量少色淡,眠差,面色萎黄,舌淡胖苔白腻,脉弱。经仔细问问得知,其每天三餐都很少进食自然的食物,而是热衷于吃各种维生素胶囊、微量元素补充剂、膳食纤维片、喝蛋白粉、各种口服液。患者固执地认为这些是高科技提取的生命精华,吃了更有益于健康。虽然她每天吃铁剂,却仍然缺铁性贫血。经耐心沟通,向患者普及了胃肠营养常识,告诉她吃了以后能被胃肠顺利吸收、被身体良好利用的才是有效的营养,各种营养保健品不能取代自然的食物。处方益胃汤,同时引导她逐渐恢复自然饮食。两周后患者食欲恢复,大便顺畅。加减调理2个月,患者胃痛消失,血常规恢复正常。

2. 诸葛亮论治病时机　孔明听罢,哑然而笑曰:"鹏飞万里,其志岂群鸟能识哉? 譬如人染沉疴,当先用糜粥以饮之,和药以服之;待其腑脏调和,形体渐安,然后用肉食以补之,猛药以治之,则病根尽去,人得全生也。若不待气脉和缓,便投以猛药厚味,欲求安保,诚为难矣。吾主刘豫州,向日军败于汝南,寄迹刘表,兵不满千,将止关、张、赵云而已,此正如病势尪羸已极之时也,新野山僻小县,人民稀少,粮食鲜薄,豫州不过暂借以容身,岂真将坐守于此耶? 夫以甲兵不完,城郭不固,军不经练,粮不继日,然而博望烧屯,白河用水,使夏侯惇,曹仁辈心惊胆裂:窃谓管仲、乐毅之用兵,未必过此。至于刘琮降操,豫州实出不知;且又不忍乘乱夺同宗之基业,此真大仁大义也。当阳之败,豫州见有数十万赴义之民,扶老携幼相随,不忍弃之,日行十里,不思进取江陵,甘与同败,此亦大仁大义也。寡不敌众,胜负乃其常事。昔高皇数败于项羽,而垓下一战成功,此非韩信之良谋乎? 夫信久事高皇,未尝累胜。盖国家大计,社稷安危,是有主谋。非比夸辩之徒,虚誉欺人:坐议立谈,无人可及;临机应变,百无一能。诚为天下笑耳!"这一篇言语,说得张昭并无一言回答。(《三国演义》)

【案例反映的教学内容】

## "法天则地",顺应人体生命规律的治疗思想

天地自然造化之功,非人力能轻易取代,人身也是个小天地,是一个自组织系统,一切要发挥其自身调节的内在作用,不能简单地以外力代替,所以各种治疗方法其作用主要是效法自然,顺应自然,协调人体自身的生化功能,使其从失调无序的病态,转向有序协调的健康状态。要经脉通畅、气血调和、无偏盛偏虚,就需要遵循四时阴阳的规律,顺应自然的生化过程,在合适的时机进行协调养护,这样才能真正调动人体自身的修复能力,使病体得到康复。推而广之,中医学养生、预防、治病都应遵循此原则,所以"圣人之为道,上合于天,下合于地""化不可代,时不可违"。正如唐·王冰曰:"化,谓造化也。代大匠斫,犹伤其手,况造化之气,人能以力代乎。夫生长收藏,各应四时之化,虽巧智者亦无能先时而致之,明非人力所及。由是观之,则物之生长收藏化,必待其时也。物之成败理乱,亦待其时也。物既有之,人亦宜然。或言力必可致,而能代造化、违四时者,妄也。"案例中患者用保健品取代自然食物,违背了这一规律,导致了疾病的发生。诸葛亮对治疗时机的论述,更是突出了遵守时间、抓住时机的重要性。

【思政融入点及理念分析】

1. 培养和谐的社会主义核心价值观,加强爱护环境的理念　通过对《素问·五常政大论》"化不可代,时不可违"相关论述和案例的学习,培养学生深入认识和理解人与自然的关系,树立人与自然和谐发展的社会主义核心价值观,强化爱护环境的理念。人是自然的产物,其生存必然依赖自然资源并受自然规律的约束。自然造化是人力不能轻易取代的。为了人类的生存和发展,我们必须爱护环境,与自然和谐共生。党的十八大以来,习近平总书记站在中华民族永续发展的高度,立足新时代生态文明建设实践,创造性提出一系列新理念新思想新战略,系统回答了建设什么样的生态文明、怎样建设生态文明

等重大理论和实践问题,形成了习近平生态文明思想。全党全社会深入学习贯彻落实习近平生态文明思想,对人与自然和谐共生、绿水青山就是金山银山等理念的认识不断深入,节约资源、保护环境和绿色发展意识显著增强。

2. 培养珍惜时间,努力奋斗的观念　通过对《素问·五常政大论》"化不可代,时不可违"相关论述和案例的学习,培养学生深入认识和理解珍惜时间的重要性,明白大好青春,正是努力学习奋斗的好时节。经文本意是指出需要遵循四时阴阳的规律,顺应自然的生化过程,在合适的时机进行协调养护。案例中不同治疗手段要在不同的时间阶段进行。由此引申开来,人生的时间规律也是要遵守的,古往今来人们感慨时光荏苒,岁月如梭,大学这几年如白驹过隙,稍纵即逝,但这却是人生能用于学习提高的最好时光。为了自己成才,为了报效祖国和人民,需要大家珍惜时光,努力奋斗。

3. 培养良好的生活习惯　通过对《素问·五常政大论》"化不可代,时不可违"相关论述和案例的学习,培养学生合理膳食,按时起居,养成良好的生活习惯。不能用各种零食、饮料取代自然的食物,作息要遵守起居的时间规律,避免过度的熬夜或睡懒觉。培养良好的生活习惯,从而保证身体健康。

## 二、教学设计与实施过程

1. PBL教学法　课前布置作业,预习《素问·五常政大论》中关于"化不可代,时不可违"的经文,阅读营养保健品热潮下的冷思考和诸葛亮论治病时机的内容,提出需要讨论的问题。比如"大棚里冬天种出的西红柿和夏天自然生长的西红柿一样吗?""伤寒患者在太阳阶段能否直接开大承气汤?""为什么叶天士说在卫汗之可也,到气才可清气?"启发学生思考。

2. 演示讲授法　通过课堂呈现经文和营养保健品热潮下的冷思考和诸葛亮论治病时机的内容等,引导学生回顾相关内容,由教师阐释其机理,使同学们深入理解"法天则地",顺应人体生命规律的治疗思想。

3. 案例法　提供临床典型病例,同学们通过病例分析,有助于增强对"法天则地"、顺应人体生命规律的治疗思想的理解,有助于培养和谐的社会主义核心价值观,加强爱护环境的理念,培养珍惜时间、努力奋斗的观念和养成良好生活习惯。

4. 讨论法　引导同学们在掌握知识目标的基础上,讨论"AI能取代人类吗?"和"假牙、假发、义眼、义肢、人工胰岛素、人工耳蜗能不能取代自然造化的产物?"等问题,启发思考。

## 三、教学效果

1. 教学目标达成度　注重思政目标与知识、能力的有机结合。始终围绕"法天则地"、顺应人体生命规律的治疗思想开展课程思政案例融入,引导学生课前预习、课中讨论,情景体验,启发思考,既满足了同学们对知识、能力的理解和掌握,又体现了思政的哲学高度。

2. 教师的反思　人类师法自然造化,虽不能轻易取代自然造化,却也一直在尝试部分取代自然造化之力,比如用蒸汽机取代人力和畜力、用机器人生产线取代人工生产线,这种尝试也引导着人类科技的进步。另外,我们的社会还需要很多无法按照自然时间节律工作的人,比如夜班医生和护士、夜班车司机、夜间巡逻的警察和保安等。因此,对"化不可代,时不可违"还是要辩证看。学生的疑问是有价值的思考,值得鼓励。

3. 学生的反馈　诸葛亮的例子很说明问题,中华传统文化是有魅力的。中国人自古重视天时地利人和,遵守时间规律对养生和防治疾病而言都很重要。

## 案例二　异法方宜

### 一、案例

**【原文】**

黄帝问曰:医之治病也,一病而治各不同,皆愈何也?

岐伯对曰:地势使然也。故东方之域,天地之所始生也。鱼盐之地,海滨傍水,其民食鱼而嗜咸,皆安其处,美其食。鱼者使人热中,盐者胜血,故其民皆黑色疏理,其病皆为痈疡。其治宜砭石,故砭石者,亦从东方来。

西方者,金玉之域,沙石之处,天地之所收引也。其民陵居而多风,水土刚强,其民不衣而褐荐,其民华食而脂肥,故邪不能伤其形体,其病生于内。其治宜毒药,故毒药者,亦从西方来。

北方者,天地所闭藏之域也。其地高陵居,风寒冰冽,其民乐野处而乳食,藏寒生满病。其治宜灸焫。故灸焫者,亦从北方来。

南方者,天地所长养,阳之所盛处也。其地下,水土弱,雾露之所聚也,其民嗜酸而食胕,故其民皆致理而赤色,其病挛痹。其治宜微针,故九针者,亦从南方来。

中央者,其地平以湿,天地所以生万物也众。其民食杂而不劳,故其病多痿厥寒热,其治宜导引按跷。故导引按跷者,亦从中央出也。

故圣人杂合以治,各得其所宜,故治所以异而病皆愈者,得病之情,知治之大体也。(《素问·异法方宜论》)

**【案例介绍】**

1. 《史记·扁鹊仓公列传》之扁鹊行医随俗为变　扁鹊名闻天下。过邯郸,闻贵妇人,即为带下医;过洛阳,闻周人爱老人,即为耳目痹医;来入咸阳,闻秦人爱小儿,即为小儿医,随俗为变。

2. 教师临床案例

(1)某患者,男,30岁,就诊时感冒3天。感寒起病,恶寒、发热、无汗、咳喘,余无可述,舌淡红苔薄白,脉浮紧。辨证属风寒外感表实证,治当辛温发汗解表,宣肺平喘,处方麻黄汤,每剂药麻黄用9 g。服后不出汗,加至12 g再服,仍不出汗,加至15 g再服,仍不出汗。仔细询问方知该患者自幼生长于内蒙古,体质壮实,不易出汗。遂加麻黄至18 g,服后畅快出汗而诸症痊愈。

（2）另一患者,女,32岁。就诊时感冒2天,感寒起病,也表现为恶寒,发热,无汗,咳喘,余无可述,舌淡红苔薄白,脉浮紧。辨证属风寒外感表实证,治当辛温发汗解表,宣肺平喘,处方麻黄汤,每剂药麻黄用9 g。服一次药后大汗不止,心烦急躁。经用大剂生脉饮方才缓解。仔细询问方知患者自幼生长于上海,容易出汗,从来生病用麻黄不超过2 g。经此两次教训,方知《内经》因地制宜之治疗原则对于临床有着非常重要的指导意义。

【案例反映的教学内容】

1. 因地制宜的治疗思想　《素问·异法方宜论》所论的各种治疗方法,是从"东南西北中"五方人民劳动实践中总结而出,由于居处环境、气候条件以及饮食习惯、起居劳逸各有不同,影响着人体的体质,也影响了人们所患疾病的性质,因而总结出砭石、针刺、灸焫、毒药、导引等不同的治疗方法,各有它所适宜的不同病情。《内经》告诫医者,治疗疾病不仅要着眼于疾病本身,还要注意地理环境对人体生理病理的影响,必须结合不同的自然环境及人的个体差异的具体情况,突出了因地制宜的论治思想。案例中扁鹊根据不同地方人民群众的不同治疗需求而变更自己的业务方向,医生根据患者生活的不同地方从而形成的不同体质而调整用药量,都是因地制宜治疗思想的体现。

2. "杂合以治,各得其所宜"与"得病之情,知治之大体"的意义　《素问·异法方宜论》提出"杂合以治,各得其所宜"与"得病之情,知治之大体",一是要求医生应根据天时、地理、生活习惯、体质等不同情况,使用不同的治疗方法。二是倡导各种治法和治疗措施可以根据患者的具体情况,结合运用,杂合以治。三是强调医生要准确分析病情,合理选用治疗方法,即原文所说"得病之情,知治之大体"。案例中之所以医生刚开始治疗没有收到理想的效果,主要就是因为没有充分了解患者的具体情况,没有准确分析病情,以至于没有合理选用治疗方法。

【思政融入点及理念分析】

**坚持具体问题具体分析的哲学原则,继承和发扬调查研究的优良传统**

通过对《素问·异法方宜论》和案例的讲解,引导学生坚持具体问题具体分析的哲学原则,继承和发扬调查研究的优良传统。具体问题具体分析是指在矛盾普遍性原理的指导下,具体分析矛盾的特殊性,并找出解决矛盾的正确方法,这也是真正做到实事求是的关键所在。这个哲学化的命题已经成为很多人耳熟能详的生活化命题,在我们的生活和工作中发挥着重要作用。回顾我们党的百年历史,一代又一代中国共产党人正是在坚持矛盾的普遍性和特殊性的哲学原理和实事求是的思想路线,运用具体问题具体分析的方法和武器,在批判教条主义、经验主义等主观主义的斗争中,实现了马克思主义基本原理同中国具体实际相结合,推动了马克思主义中国化的历史进程。案例中之所以一开始医生使用方剂标准用量无法取得良好疗效,就是没有结合患者具体情况去进行分析和调整治疗方案。

习近平总书记强调,要"按照党中央关于在全党大兴调查研究的工作方案""以深化调查研究推动解决发展难题"。调查研究是我们党的优良传统,也是总书记对全党同志的一贯要求。总书记多次强调调查研究的极端重要性,指出:"调查研究是我们党的传家宝,是做好各项工作的基本功。"怎样认识这个传家宝、如何掌握这个基本功,是学习领会总书记重要讲话精神、贯彻落实好党中央决策部署、深入开展主题教育的一个重要课题。案例中扁鹊之所以深受老百姓喜爱,和其对当地情况进行调查研究,从而及时调整业务方向是有关系的。经文也明确指出,圣人"治所以异而病皆愈者",正是因为经过调查研究,从而"得病之情,知治之大体也。"

## 二、教学设计与实施过程

1. PBL教学法　课前布置作业,预习《素问·异法方宜论》的经文,阅读《史记·扁鹊仓公列传》和教师临床案例的内容,提出需要讨论的问题。比如"为什么扁鹊要换一个地方就调整一次业务方向?""为什么同一个风寒表实证,同一张麻黄汤,同一味麻黄,同一个量,两个患者却反应截然不同?"启发学生思考。

2. 演示讲授法　通过课堂呈现《素问·异法方宜论》的经文、《史记·扁鹊仓公列传》和教师临床案例的内容等,引导学生回顾相关内容,由教师阐释其机理,使学生深入理解因地制宜的治疗思想。

3. 案例法　提供临床典型病例,学生通过病例分析,有助于增强对因地制宜的治疗思想的理解,有助于促进学生坚持具体问题具体分析的哲学原则,继承和发扬调查研究的优良传统。

4. 讨论法　引导学生在掌握知识目标的基础上,讨论"为什么同一个新冠,在我国南方和北方不同省份引起的病情是不一样的?"和"为什么不同省份卫健委治疗新冠指南的推荐方案不同?"等问题,启发思考。

## 三、教学效果

1. 教学目标达成度　注重思政目标与知识、能力的有机结合。始终围绕因地制宜的治疗思想开展课程思政案例融入,引导学生课前预习,课中讨论,情景体验,启发思考,既满足了同学们对知识、能力的理解和掌握,又体现了思政的哲学高度。

2. 教师的反思　学以致用,除了解经文本意和阅读案例,还可以结合调查研究的学习任务,让同学们在完成任务的实践中,体会调查研究的巨大作用,深入理解本节教学内容和思政主题。

3. 学生的反馈　班上的同学来自不同省份,大家在一起交流生活习惯和日常用药习惯,对"异法方宜"、因地制宜的论治思想有了生动的体验,对思政教育主题也有了深刻的认识。

## 案例三　因势利导

### 一、案例

【原文】

故曰：病之始起也，可刺而已；其盛，可待衰而已。故因其轻而扬之，因其重而减之，因其衰而彰之。形不足者，温之以气；精不足者，补之以味。其高者，因而越之；其下者，引而竭之；中满者，泻之于内；其有邪者，渍形以为汗；其在皮者，汗而发之；其慓悍者，按而收之；其实者，散而泻之。审其阴阳，以别柔刚，阳病治阴，阴病治阳，定其血气，各守其乡，血实宜决之，气虚宜掣引之。（《素问·阴阳应象大论》）

【案例介绍】

1. 教师临床案例　某患者，男，18岁，学生会干部。两天前参加同学聚会，归来后食欲缺乏，胃胀、胃痛、胃灼热、反酸。自知可能进食过多，遂自行服用保和丸、健胃消食片、山楂丸等，无任何改善，两天来大便不解，又自服复方芦荟通便胶囊，亦无效，今日早起发热38℃，又自服感冒清热颗粒、布洛芬等，发热不退，就诊时胃脘部胀痛异常，胸闷，呃逆、嗳气频频，舌红苔黄厚腻，脉弦滑数。腹部触诊发现胃脘部硬满拒按。辨证属食积胃脘，因思《内经》云"其高者，因而越之"，患者邪在胃脘以上，应因势利导，采用涌吐之法使邪气从上窍排出，遂用鸡翎探喉以催吐。患者吐出不消化食物甚多，酸腐难闻。吐后胃胀、胃痛、胃灼热、反酸、胸闷、嗳气、呃逆等顿除，且周身微汗，体温已恢复正常。嘱其节制饮食，糜粥调养3日以善后。

2. 余听鸿《诊余集》临床案例　又治一干痿。常熟小东门外东仓街，程筠章，自四月寒热，经他医治至九月，先以牛蒡、豆豉、枳壳、厚朴等，至夏以藿香正气之类，至秋以厚朴、枳壳、赤苓、腹皮等，均系燥湿淡渗之品，服百余剂以致遍身肌肉削脱，筋脉拘挛四肢蜷缩不能伸，手不能举，足不能立，十余日未能饮食，月余不能更衣。王姓医仍进以香燥淡渗。后邀余诊，见其口唇上吊，齿露舌干，不能吸烟，烟膏从齿缝中吞之。饮以稀粥，噎而难入。匝月不更衣，众皆谓不起之症。余笑曰：此症最易治，断断不死。众问故，余曰：精不足者，补之以味，损者益之，燥者润之，当先用老肥鸭一只，水海参一斤，猪蹄一斤。三物用大沙罐煨之糜烂，以布滤去渣滓，吹去油质，将此汁加以葱姜汁少许，酱酒和好炖温，随其量饮之，使其食管腑道润滑，再论服药。依法制服饮之数日。服四日，似乎喉间稍爽，能下稀粥。再以大剂虎潜汤去锁阳，服四剂，其热已平。再立一方：熟地一两、淡苁蓉五钱、牛膝三钱、龟板一两、虎骨五钱、蹄筋五条、麦冬五钱、石斛五钱、陈酒二两、芝麻五钱，煎浓汁饮之。以鸭肉、海参汁助之。服十余日，大便更燥矢数尺，胃纳渐醒。服至四十天，肌肤润滑，两足渐能起立行走。服至百余剂，胃气大苏两手渐能举矣。后调理二百余天，手指仍然无力，尚不能握管作小楷，肌肉虽充，肢尚少力。今已七年，尚未复元。

如不以大剂滋润,借灌溉之功,此症不死何待。服燥药百余剂,滋膏竭尽,医家病家,两不醒悟,岂非奇闻?

3. 司马迁《史记·孙子吴起列传》节选　魏与赵攻韩,韩告急于齐。齐使田忌将而往,直走大梁。魏将庞涓闻之,去韩而归,齐军既已过而西矣。孙子谓田忌曰:"彼三晋之兵素悍勇而轻齐,齐号为怯,善战者因其势而利导之。兵法,百里而趣利者蹶上将,五十里而趣利者军半至。使齐军入魏地为十万灶,明日为五万灶,又明日为三万灶。"庞涓行三日,大喜,曰:"我固知齐军怯,入吾地三日,士卒亡者过半矣。"乃弃其步军,与其轻锐倍日并行逐之。孙子度其行,暮当至马陵。马陵道陕,而旁多阻隘,可伏兵,乃斫大树白而书之曰"庞涓死于此树之下"。于是令齐军善射者万弩,夹道而伏,期曰"暮见火举而俱发"。庞涓果夜至斫木下,见白书,乃钻火烛之。读其书未毕,齐军万弩俱发,魏军大乱相失。庞涓自知智穷兵败,乃自刭,曰:"遂成竖子之名!"齐因乘胜尽破其军,虏魏太子申以归。孙膑以此名显天下,世传其兵法。

【案例反映的教学内容】

1. 因势利导的治疗原则　经文主要探讨了因势利导的治疗原则。因势利导的本意是顺应事物发展的自然趋势,而加以疏利引导的意思。具体包括三个方面:一是根据邪正斗争之盛衰趋势择时治疗。如某些周期性发作的疾病,应在发病间歇期治疗,即本节所云"其盛,可待衰而已。"二是根据邪气性质和部位而采取相应措施,使邪气以便捷的途径、最快的速度排出体外,以免病邪深入而过分损伤正气。即是随其性而宣导之,就其近而驱除之,如本节"其高者因而越之,其下者引而竭之,中满者泻之于内"。三是根据人体正气抗邪的趋势、正气作用的生理趋势,顺势引导,扶助正气,如本节"气虚宜引之"以及《素问·至真要大论》"下者举之""散者收之"即是此法。临床案例中之所以医生用吐法获得良好疗效,是因为其根据邪气性质和部位而采取了相应措施,使邪气以便捷的途径、最快的速度排出体外,以免病邪深入而过分损伤正气,即就近祛邪。《史记·孙子吴起列传》节选中孙膑之所以获得军事上的胜利,也是运用了"善战者因其势而利导之"的原理。

2.《内经》时代灵活多样、内容丰富的治疗手段　经文提示,《内经》时代不仅治则灵活多样,内容丰富,而且治疗手段亦有不少,如药物、熏浴、按摩、针刺、放血等,这对后世的医学理论和临床实践产生了较大的影响和指导意义。临床案例中患者自行采用了消法、下法、汗法,而医生采用了吐法,余听鸿《诊余集》临床案例中采用味厚之品补阴精,体现了治则治法的多样性。

【思政融入点及理念分析】

1. 培养守正创新精神　通过对《素问·阴阳应象大论》因势利导治疗原则的讲解和两个案例的呈现,有助于学生了解《内经》时代灵活多样、内容丰富的治疗手段,培养守正创新精神。因势利导的思想本来是中国古代的军事战争理论,《内经》因势利导的治疗原则是中医学对军事战争理论在医学上的创新性运用,并且针对不同病机,采用了灵活多样、内容丰富的治疗手段,使得临床疗效大为提高,体现了守正创新的民族智慧。习近平总书记指出:"无论时代如何发展,我们都要激发守正创新、奋勇向前的民族智慧。"党的二十大报告明确指出,"必须坚持守正创新""坚持马克思主义基本原理不动摇,坚持党的全面领导不动摇,坚持中国特色社会主义不动摇""敢于说前人没有说过的新话,敢于干前人没有干过的事情,以新的理论指导新的实践"。守正和创新是辩证统一的,贯穿于坚持和发展中国特色社会主义的全过程。守正即坚守正道、坚守真理,创新即开辟事业发展新境界、探索人类文明新形态。守正是根本、是底色、是前提,是党和国家生存发展的根本基石,创新则是民族进步的灵魂,是一个国家兴旺发达的不竭源泉。以守正保证创新的正确方向,以创新赋予守正时代新内涵。我们学习《内经》要继承与发扬并举,在守正的前提下,积极创新,开拓进取,智赢未来。

2. 中华传统文化自信与文化认同感  "因势利导"一词出自司马迁《史记·孙子吴起列传》,本是中国古代的军事战争思想,《内经》将其创新性运用于医学领域,演化为治疗原则。案例中引用中华传统文化名著阐释说明、佐证内经治疗思想,可以加深学生对中华优秀传统文化的自信,培养文化认同感。文化自信指向的中华文化,是中华民族最重要的精神财富,是中国人民和中华民族维护民族独立和民族尊严的强大精神动力,是关系到成就中华民族伟大复兴事业的深层基础。对此,习近平指出:"一个国家、一个民族的强盛,总是以文化兴盛为支撑的,中华民族伟大复兴需要以中华文化发展繁荣为条件。"这一条件的决定性意义在于"没有中华文化繁荣兴盛,就没有中华民族伟大复兴"。中华文化发展繁荣,即是源远流长的中华优秀传统文化与现代革命文化、社会主义先进文化融会贯通、有机结合的中华文化复兴。其先决条件是认知和建构中华文化,在中华文化自觉的基础上实现中华文化自信。因此加深学生对中华优秀传统文化的自信,培养文化认同感,对增强学生对中华民族的归属感、认同感、尊严感、荣誉感有重要意义。

## 二、教学设计与实施过程

1. PBL 教学法  课前布置作业,预习《素问·阴阳应象大论》的经文,阅读临床案例和《史记·孙子吴起列传》节选的内容,提出需要讨论的问题。比如"为什么患者自服保和丸、健胃消食片、山楂丸等无任何改善?两天来大便不解,自服复方芦荟通便胶囊却无效?""孙膑是如何在战争中实现因势利导的?"启发学生思考。

2. 演示讲授法  通过课堂呈现《素问·阴阳应象大论》的经文、《史记·孙子吴起列传》节选和教师临床案例的内容等,引导学生回顾相关内容,由教师阐释其机理,使同学们深入理解因势利导的治疗思想,培养守正创新精神,加深学生对中华优秀传统文化的自信,培养文化认同感。

3. 案例法  提供临床典型病例,学生通过病例分析,有助于增强对因势利导治疗思想的理解,有助于促进学生培养守正创新精神。

4. 讨论法  引导学生在掌握知识目标的基础上,讨论"因势利导与顺水推舟的异同是什么?"和"因势利导的常见思路有哪些?"等问题,启发思考。

### 三、教学效果

1. 教学目标达成度　注重思政目标与知识、能力的有机结合。始终围绕因势利导的治疗思想开展课程思政案例融入,引导学生课前预习,课中讨论,情景体验,启发思考,既满足了学生对知识、能力的理解和掌握,又促成了其对守正创新精神的理解,以及对中华优秀传统文化的自信和文化认同感。

2. 教师的反思　因势利导是治疗原则,却也可以借鉴到教学之中。当今大学生眼界开阔、思想活跃,如何顺应其认知发展的自然趋势,而加以疏利引导,让学生在学习中发挥优势,更好地深入理解教学内容和思政主题,对教师而言是个有意义的问题。

3. 学生的反馈　案例既活泼有趣,又解决了同学们在学习中的困惑。通过学习本节大家体会到我们的祖先在两千年前就创造了如此辉煌的文明,有如此卓越的见识,这大大增强了同学们对祖国文化的自信和认同感。《内经》的思想和技术也需要继承和创新并重,做好守正创新,是我们一代又一代中医药大学生光荣的使命。

# 第九章 摄 生

摄生,即养生,养生是维护人与自然的和谐、形与神的和谐、脏腑气血阴阳的和谐,最终维护健康,达到延年益寿的目的。《内经》养生的内容十分丰富,主要有以下几方面:顺应自然,效法自然界四时阴阳消长变化来调摄;情志方面要"恬惔虚无""精神内守";饮食方面要"饮食有节""谨和五味";劳作方面要"形劳而不倦",避免"醉以入房,以欲竭其精,以耗散其真";还应积极运用导引按跷等健身技术等。这些养生方法分为养形和养神两大类,其基本原则是形宜动、神宜静,动静得宜,则"形与神俱,而尽终其天年"。

## 一、教学目标

1. 知识目标　了解上古之人长寿及《内经》时代人早衰的基本原因。掌握养生的原则和方法;掌握人体生长壮老的自然过程,肾气在生命过程中的重要性;掌握"春夏养阳,秋冬养阴"的预防医学思想;掌握"不治已病治未病"的预防医学思想。熟悉人始生的物质基础。

2. 能力目标　本章通过《素问·上古天真论》《素问·四气调神大论》《灵枢·天年》等原文学习,培养学生研读古典医籍的能力。

3. 思政目标　通过经文学习与医案举例,树立人与自然和谐共生理念,养成良好的生活习惯和健康的生活方式。教导医学生防微杜渐,预防学术不端、党性不纯思想。

## 二、相关知识板块的思政元素分析

1. 唯物主义生命观和发病观　通过"庄子妻死鼓盆而歌""滑介叔不恶肘生柳""小大之辩"等,说明生命的本质不过是气之聚散,故庄子"鼓盆而歌"淡然面对妻子的死亡。滑介叔不惧怕瘤子,认为瘤子正如尘埃一样聚而成形,散而无物。《庄子》对于生命的认识和疾病的论述体现了《内经》中的"气机生化"理论。

2. "上善若水,无为守常"的处事观和"阴阳和谐"的养生观　通过《庄子·逍遥游》中"宋荣子淡然处事,列御寇御风而行",说明列子之所以能达到这种境界是因为他顺应天地间气机生化的规律,知道气机生化虽有大小远近之别,但贵在常守。通过《庄子·养生主》中庖丁解牛的故事,体现"明乎七损八益,法于阴阳之道"的阴阳和谐养生观。

3. 哲学思辨精神　通过阴阳对立统一、五行生克制化讲解等有助于培养学生"阴阳的基本概念和其广泛性""阴阳转化的动态变化""阳主阴从的贵阳思想""阴阳转化思维""五行的亢害承制理论"等哲学思辨精神。

4. 守正创新精神　通过《素问·阴阳应象大论》"阳化气、阴成形"及《素问·五运行大论》"亢则害,承乃制"思维观念的深入思考,延伸当前肿瘤的现代研究进展,培养守正创新精神。

5. 中华传统文化自信与文化认同感　引用《庄子》《论语》《淮南子》等诸子百家及《红楼梦》等传统文化名著阐释说明,深入了解《内经》相关哲学思想,加深学生对中华传统文化的自信,培养文化认同感。

# 案例一　先天精气与人之寿夭

## 一、案例

【原文】

黄帝问于岐伯曰:愿闻人之始生,何气筑为基,何立而为楯,何失而死,何得而生?

岐伯曰:以母为基,以父为楯;失神者死,得神者生也。

黄帝曰:何者为神?

岐伯曰:血气已和,营卫已通,五藏已成,神气舍心,魂魄毕具,乃成为人。(《灵枢·天年》)

【案例介绍】

### 先天精气与人之寿夭

《红楼梦》写道:林黛玉作别父亲林如海初进贾府时,"众人见黛玉年貌虽小,其举止言谈不俗,身体面庞虽怯弱不胜,却有一段自然的风流态度,便知她有不足之症。"第二回(贾夫人仙逝扬州城,冷子兴演说荣国府)中写道:"如海年已四十,只有一个三岁之子,偏又于去岁死了。虽有几房姬妾,奈他命中无子,亦无可如何之事。今只有嫡妻贾氏,生得一女,乳名黛玉,年方五岁。夫妻无子,故爱如珍宝,且又见他聪明清秀,便也欲使他读书识得几个字,不过假充养子之意,聊解膝下荒凉之叹。"

【案例反映的教学内容】

林黛玉的父母身体都不好,以致林黛玉出生便有不足之症。这体现了《灵枢·天年》中"人始生先成精""以母为基,以父为楯;失神者死,得神者生也",父母身体强健与否、精气充足与否,直接影响着下一代的先天身体素质。"血气已和,营卫已通,五藏已成,神气舍心,魂魄毕具,乃成为人",黛玉自小体弱多病的原因很大程度上是由于父母给予先天禀赋的不足,先天血气不足,自然体弱多病。

**【思政融入点及理念分析】**

## 提高人口素质,以人口高质量发展支撑中国式现代化

黛玉初入贾府众人便觉其"身体面庞虽怯弱不胜",知其有不足之证,但这并非后天疾病所致,而是与其所禀赋的先天之精有关——其母贾敏四十多岁便一病不起,其父林如海五十出头也撒手西去。中医认为人的先天之精禀受于父母,林黛玉的父母体质羸弱,故而林黛玉的先天之精气亦不足。再加之常为自己与宝玉的感情伤怀,又多愁善感,见落花而伤怀,睹枯木而常忧,常为七情所伤,最终导致其五内郁结化火成肺痨,流尽泪水咳血而死。正如《灵枢·天年》中认为,人之始生"以母为基,以父为楯;失神者死,得神者生也",得神者"血气已和,营卫已通,五藏已成,神气舍心,魂魄毕具,乃成为人",而黛玉的父母本就羸弱,无法为后代提供充足的先天滋养,后天又常常睹物思怀葬花悲月,思虑伤脾忧愁伤肺,以至"气血俱虚""神气离散"最终"失神而死"。因此,夫妻备孕时应当注意调摄养生,补益精血,若是气血充足,便能达到优生优育的效果,子女先天之精气充足则抵抗力强不容易生病。

习近平总书记主持召开二十届中央财经委员会第一次会议强调:"人口发展是关系中华民族伟大复兴的大事,必须着力提高人口整体素质,以人口高质量发展支撑中国式现代化。"

### 二、教学设计与实施过程

1. PBL 教学法　课前布置作业,预习《灵枢·天年》中"以母为基,以父为楯;失神者死,得神者生也"经文,提出需要讨论的问题。比如"父精母血是如何构成人的生命?"等问题,启发学生思考。

2. 演示讲授法　通过课堂呈现经文和《红楼梦》视频片段,加深学生理解经文的深层次内涵,使同学们认识到先天精气对生命乃至健康的重要性。

3. 讨论法　引导同学们在掌握知识目标的基础上,讨论"为什么父母身体不好,孩子身体一般也比较虚弱的原因""为什么要提倡优生优育"等问题,在讨论中激发思考。

### 三、教学效果

1. 教学目标达成度　注重思政目标与知识、能力的有机结合。围绕《灵枢·天年》"生命本源"开展课程思政案例融入,引导学生课前预习,课中讨论,启发思考,既满足了同学们对知识、能力的理解和掌握,又体现了思政的温度、人情味与亲和力。

2. 教师的反思　从《灵枢·天年》生命的本源如何上升到优生优育甚至提高人口整体素质,不能单纯靠课堂灌输或者仅讲大道理,要让学生有感受,有思考,自己得出有价值有意义的结论,自己升华提高认识水平。如何让育人教育目标不枯燥、不生硬,对学生而言能入耳动心,还要多下功夫去设计。

3. 学生的反馈　通过同学们耳熟能详的《红楼梦》中林黛玉的身体状况引入,再加上同学们课堂的讨论,不仅深入理解了《内经》原文,同时也激发了大家对如何提高人口整体素质的认识和思考。

# 案例二 精神内守,病安从来

## 一、案例

**【原文】**

昔在黄帝,生而神灵,弱而能言,幼而徇齐,长而敦敏,成而登天。乃问于天师曰:余闻上古之人,春秋皆度百岁,而动作不衰;今时之人,年半百而动作皆衰者,时世异耶? 人将失之耶?

岐伯对曰:上古之人,其知道者,法于阴阳,和于术数,食饮有节,起居有常,不妄作劳,故能形与神俱,而尽终其天年,度百岁乃去。今时之人不然也,以酒为浆,以妄为常,醉以入房,以欲竭其精,以耗散其真,不知持满,不时御神,务快其心,逆于生乐,起居无节,故半百而衰也。

夫上古圣人之教下也,皆谓之虚邪贼风,避之有时,恬惔虚无,真气从之,精神内守,病安从来。是以志闲而少欲,心安而不惧,形劳而不倦,气从以顺,各从其欲,皆得所愿。故美其食,任其服,乐其俗,高下不相慕,其民故曰朴。是以嗜欲不能劳其目,淫邪不能惑其心,愚智贤不肖,不惧于物,故合于道。所以能年皆度百岁而动作不衰者,以其德全不危也。(《素问·上古天真论》)

**【案例介绍】**

"精神内守,病安从来"的务实处事观和养生防病观

1. 北宋二贤,"独爱莲之濯,不持一砚归" 北宋贤士周敦颐,不仅是一代大儒,更是一代廉吏。他"出淤泥而不染,濯清涟而不妖"的爱莲思想,影响了一代又一代的中国人。在他任永州通判时,他的侄子来看他,想求个一官半职,周敦颐断然拒绝,并好言规劝。临走时,周敦颐除送了些银两布匹给侄子,让他寒窗苦读,靠自己争取功名。为表达自己的心境还特地写了一首《任所寄乡关故旧》。周敦颐的"爱莲"思想和"廉洁"思想,告诫后来人要时刻坚守本心,不能为污浊的环境所染。要一清如水,公正廉洁,时刻坚守崇高的品格。

北宋贤臣包拯,一生公正廉洁,他到端州当知府,做了许多对百姓有益的事情。《宋史·包拯传》记载:"端土产砚,前守缘贡率取数十倍以遗权贵。拯命制者才足贡数,岁满不持一砚归。"端州出产砚台,此前的知府趁着进贡大都敛取是贡数几十倍的砚台,来赠送给当朝权贵。包拯对官员们的做法十分厌恶,他命令制造的砚台仅仅满足贡数就行。包拯任知端州三年期满,即将乘船离开端州。端州的百姓为了表达他们对包拯体恤民情的感激,送给他一方端砚。手下人见到是一方砚台,并非金银珠宝,觉得没有什么不妥便收下了。待到船出羚羊峡,刚行至江中不久,包拯发现了砚台的事,便严厉申饬了手下,并将这方端砚抛入江中,还于端州。这便是"不持一砚归"的故事。

2. 甄士隐夫妇的情志病  《红楼梦》写道："夫妻二人,半世只生此女,一旦失落,岂不思想,因此昼夜啼哭,几乎不曾寻食。看看的一月,士隐先就得了一病;当时封氏孺人也因思女构疾,日日请医疗治之……只得与妻子商议,且到田庄上去安身。偏值近年水旱不收,鼠盗蜂起,无非抢田夺地,鼠窃狗偷,民不安生,因此官兵剿捕,难以安身。士隐只得将田庄都折变了,便携了妻子与两个丫鬟投他岳丈家去。他岳丈名唤封肃,本贯大如州人氏,虽是务农,家中都还殷实。今见女婿这等狼狈而来,心中便有些不乐。幸而士隐还有折变田地的银子未曾用完,拿出来托他随分就价薄置些须房地,为后日衣食之计。那封肃便半哄半赚,些须与他些薄田朽屋。士隐乃读书之人,不惯生理稼穑等事,勉强支持了一二年,越觉穷了下去。封肃每见面时,便说些现成话,且人前人后又怨他们不善过活,只一味好吃懒做等语。士隐知投人不着,心中未免悔恨,再兼上年惊唬,急忿怨痛,已有积伤,暮年之人,贫病交攻,竟渐渐地露出那下世的光景来。"

【案例反映的教学内容】

1. 精神内守"独爱莲",行合于道"不持砚"  周敦颐面对官场上的各种诱惑,能够洁身自好,正是因为他能够坚守本心,志闲少欲,不为名利所动,靠的正"出淤泥而不染,濯清涟而不妖"的精神。只有像周敦颐一样,淡泊名利控制好自己的欲望,行事但求心安,心安方能无惧,心安才能使气机畅达没有烦恼。正如《素问·上古天真论》中所说"是以志闲而少欲,心安而不惧,形劳而不倦,气从以顺,各从其欲,皆得所愿。故美其食,任其服,乐其俗,高下不相慕,其民故曰朴",我们如果能够在思想上清静安闲、无欲无求,真气守持于内而不耗散,这样疾病能从哪里来呢?贤臣包拯一生为官清廉、一心为民,不为各种各样的名利所诱惑,因此得到了百姓的爱戴,留名青史。如果大家都能像包拯一样专注于自己的内心,懂得凡事内求的道理,不被外在的利益和虚名所诱惑,又怎么会走上错误道路?正如《素问·上古天真论》所谓"是以嗜欲不能劳其目,淫邪不能惑其心,愚智贤不肖,不惧于物,故合于道"。

2. 精神内守,病安从来  甄氏夫妇膝下独女走失,过度思念而昼夜哭泣,茶饭不思而成疾。这里曹翁写甄士隐和封氏均是"思女致疾",不思饮食,这是思虑伤脾的表现。又逢家中失火、灾年匪患、岳父埋怨,以致甄氏夫妇忧虑成疾,这就是中医学所讲的五志七情伤人脏腑。中医学认为情志直接关乎脏腑的气机,如果七情过度则脏腑气机逆乱而生百病。如《素问·上古天真论》所说"恬惔虚无,真气从之。精神内守,病安从来",甄氏夫妇的生活本是幸福美满,突逢变故难免不好接受,何况失女之痛?重大变故的打击令人精神痛苦,无法宽心,更做不到"精神内守"了。思绪整日涣散不收,则人之精气亦随之流逝,久而成疾也不足为怪。因此,只有当人真正做到"心安而不惧,形劳而不倦"时,才能"年皆度百岁而动作不衰"。

【思政融入点及理念分析】

1. "安其心而不嗜欲,乐其俗而不慕高"的务实廉政观  周敦颐独爱莲"出淤泥而不染,濯清涟而不妖"的品格,不慕名利坚守本心。包拯为官清贫,不求享乐,务实不务虚,不求回报,为百姓做了许多实事,"岁满不持一砚归"这都体现了"安其心而不嗜欲,乐其俗而不慕高"的务实廉政观。正如《素问·上古天真论》所谓:"是以志闲而少欲,心安而不惧,形劳而不倦,气从以顺,各从其欲,皆得所愿。故美其食,任其服,乐其俗,高下不相慕,其民故曰朴。是以嗜欲不能劳其目,淫邪不能惑其心。"意思是心志安闲,欲望很少,心境安定,没有恐惧,形体虽然经常劳动,但不致过分疲劳,真气从容而顺调,每个人对自己的希望和要求,都能达到满意,吃什么都觉得甘美,穿什么都觉得舒服,对于世上习俗也感到安乐,互相之间不羡慕地位的高低,人们都自然朴实。所以灯红酒绿、享乐主义等不良的生活方式,不会干扰他的视听,淫乱邪说也不会迷惑心志。生活中我们也要"不忘初心、牢记使命",抵制各种不良的诱惑和欲望,达到"美其食,任其服,乐其俗"的境界。中医讲究精神内守之道,如果眼睛都被外物蒙蔽住了,那人的内心也不能获得自由,形体也会因此受累而生病。

2. "精神内守,病安从来"的情志防病养生观　甄氏夫妇爱女走失又加上家中的各种变故,思虑忧愁过度以至七情伤神,最终思虑成疾。情志失调容易导致五脏之气偏颇,而发生精神病变。正如《素问·上古天真论》所谈:"恬惔虚无,真气从之,精神内守,病安从来。"意思是"清静安闲,无欲无求,真气深藏,精神守持于内而不耗散,怎么会生病呢?"

随着经济的发展,人们的压力越来越大,抑郁症、焦虑症、强迫症等心理疾病与日俱增。这些都与我们的情志有密不可分的关系,生活中我们要保持平和的心态,不能让不良情绪长期影响我们,只有保持情绪的平和我们才能有效地防止抑郁、焦虑症、强迫症等疾病的发生。

## 二、教学设计与实施过程

1. PBL教学法　课前布置作业,预习《素问·上古天真论》"上古之人,其知道者,法于阴阳,和于术数,食饮有节,起居有常,不妄作劳,故能形与神俱,而尽终其天年,度百岁乃去"等经文,提出需要讨论的问题。比如"如何做到形与神俱?""在当今社会,如何做到恬惔虚无,真气从之,精神内守,病安从来"等问题,启发学生思考。

2. 演示讲授法　通过课堂呈现经文和《红楼梦》视频片段,加深学生理解经文的深层次内涵,使同学们认识到保持心态平和对健康的重要性。

3. 讨论法　引导同学们在掌握知识目标的基础上,讨论"为什么恬惔虚无,真气才能调顺""在当今社会,为什么我们依然要学习《内经》养生原则和方法""《素问·上古天真论》提倡的养生思想与道家的关系"等问题,在讨论中激发思考。

## 三、教学效果

1. 教学目标达成度　注重思政目标与知识、能力的有机结合。围绕《素问·上古天真论》提倡的"养生思想"开展课程思政案例融入,引导学生课前预习,课中讨论,启发思考,既满足了同学们对知识、能力的理解和掌握,又体现了思政的温度、人情味与亲和力。

2. 教师的反思　引入"周敦颐独爱莲""包拯岁满不持一砚归"和《红楼梦》中"香菱的身世",让同学们更加深刻理解了《素问·上古天真论》中"安其心而不嗜欲,乐其俗而不慕高"的务实处事观、"精神内守,病安从来"的情志防病养生观。如何润物细无声,无痕融入思政内容,还要多下功夫去设计。

3. 学生的反馈　通过同学们耳熟能详的"周敦颐独爱莲""包拯岁满不持一砚归"的典故和《红楼梦》中"香菱的身世"引入,再加上同学们课堂的讨论,不仅深入理解了《内经》原文,同时也激发了大家对如何养成良好的生活习惯及心态的认识和思考。

## 案例三 "治未病"思想

### 一、案例

【原文】

是故圣人不治已病治未病,不治已乱治未乱,此之谓也。夫病已成而后药之,乱已成而后治之,譬犹渴而穿井,斗而铸锥,不亦晚乎!(《素问·四气调神大论》)

【案例介绍】

#### "不治已病治未病"的预防观

1. 扁鹊三兄弟的故事　《鹖冠子·世贤第十六》庞暖曰:"王其忘乎?昔伊尹医殷,太公医周武王,百里医秦,申麃医郢,原季医晋,范蠡医越,管仲医齐,而五国霸。其善一也,然道不同数。"卓襄王曰:"愿闻其数。"暖曰:"王独不闻魏文王之问扁鹊耶?曰:'子昆弟三人其孰最善为医?'扁鹊曰:'长兄最善,中兄次之,扁鹊最为下。'魏文侯曰:'可得闻邪?'扁鹊曰:'长兄于病视神,未有形而除之,故名不出于家。中兄治病,其在毫毛,故名不出于闾。若扁鹊者,镵血脉,投毒药,副肌肤,闲而名出闻于诸侯。'魏文侯曰:'善。使管子行医术以扁鹊之道,曰桓公几能成其霸乎!'凡此者不病病,治之无名,使之无形,至功之成,其下谓之自然。故良医化之,拙医败之,虽幸不死,创伸股维。"卓襄王曰:"善,寡人虽不能无创,孰能加秋毫寡人之上哉?"

2. 医疗反腐　2023年2月1日,《求是》杂志刊发习近平总书记的重要文章《全面从严治党探索出依靠党的自我革命跳出历史周期率的成功路径》。习近平总书记在文中指出,自我革命就是补钙壮骨、排毒杀菌、壮士断腕、去腐生肌,不断清除侵蚀党的健康肌体的病毒,不断提高自身免疫力,防止人亡政息。2023年5月人民日报发文"高压正风肃纪反腐,让医疗更'干净'",文中指出:"2021年11月,国家卫健委等多部门发布了《医疗机构工作人员廉洁从业九项准则》。2022年6月,九部委印发纠正医药购销领域和医疗服务中不正之风的工作要点。文件要求,深入开展医疗领域乱象治理,惩治'红包'、回扣等行风问题。此次在提出深入治理医疗领域乱象时,也明确要严格落实《医疗机构工作人员廉洁从业九项准则》,持续推进《全国医疗机构及其工作人员廉洁从业行动计划(2021—2024年)》。据人民日报健康客户端不完全统计,截至4月7日,2023年已有46位医院党委书记、院长被查,另有数十家医院或定点零售药店因违规违法使用医保基金被罚。"

【案例反映的教学内容】

## 不治已病治未病

扁鹊三兄弟的故事体现了中医学"治未病"的思想。"治未病"思想指的是在疾病早期或未发病时及时铲除病因,可以收到更好的治疗效果,而如果发病了或久病后再治疗,就会因疾病病机复杂、病邪羁绊缠绵,而使治疗的难度加大。这也就是扁鹊的大哥和二哥的高明之处。扁鹊大哥治病于未病之时,扁鹊的二哥治病于轻微之时。这体现了中医中的治未病主要包含了两个方面,一方面未病先防,另一方面既病防变。既病防变也就是张仲景所谓的"见肝之病,知肝传脾",如《金匮要略》所云:"上工治未病,何也?师曰:夫治未病者,见肝之病,知肝传脾,当先实脾。四季脾旺不受邪,即勿补之。中工不晓相传,见肝之病,不解实脾,惟治肝也"。

医疗反腐任重道远,作为医学生和未来的医务工作者,我们不能有丝毫思想上的懈怠。习近平总书记指出,自我革命就是补钙壮骨、排毒杀菌、壮士断腕、去腐生肌,不断清除侵蚀党的健康肌体的病毒,不断提高自身免疫力,防止人亡政息。正如《素问·四气调神大论》所说的:"圣人不治已病治未病,不治已乱治未乱,此之谓也。夫病已成而后药之,乱已成而后治之,譬犹渴而穿井,斗而铸锥,不亦晚乎!"

【思政融入点及理念分析】

1."治未病"的养生防治观 伊尹佐成汤灭夏而治商,姜太公佐文王而兴周,皆成霸业。管仲强齐,百里奚治秦,申麃兴楚,原季兴晋,范蠡佐勾践卧薪尝胆而破吴兴越。这些先贤治理国家,与扁鹊三兄弟医治患者的道理是一样的,扁鹊认为他们三兄弟的医术,大哥最高,二哥次之,他自己的医术反而最低。扁鹊之所这样认为,是因为他大哥看病,病害没有形成就消除了病因,所以他的名声传不出家门;二哥治病,病因刚一萌芽就消除了,所以他的名声传不出街巷;像他这样的,用针灸刺血脉,给患者吃烈性的药,用药膏敷肌肤,所以名声传得出来,在诸侯间闻名。魏文侯听了扁鹊的话从中悟出了治理国家的道理,治理国家为人处世同医道一样都要防微杜渐,"不治已病治未病",不能等病情危重、国家衰亡时再开始治疗和变革。如果让管仲用扁鹊的方法治理齐国,等齐国衰亡之后再加以治理,那么齐桓公就不可能成为霸主。扁鹊的大哥治病和管仲治国的道理一样,不担心患病,在还没有萌芽的时候就治疗,使病在无形之中消除,功效就在这里,叫做自然。所以高明的医生在疾病发生前就消除病因,一般的医生在疾病严重时打败疾病,患者就算侥幸不死,自身的正气也会受到很大伤害。扁鹊三兄弟的故事体现了《内经》中"不治已病治未病,不治已乱治未乱"的观点。

2."治未病,守初心"的廉洁反腐观 2023年已有46位医院党委书记、院长被查,另有数十家医院或定点零售药店因违规违法使用医保基金被罚。由此可见,医疗行业"红包""回扣"问题严重,作为医学生我们将来大部分都会走上医学相关的岗位,所以我们必须要严格要求自己,不能思想滑坡,时刻牢记医生的天职是"救死扶伤",正如孙思邈在

《大医精诚》中对我们要求的那样"所以医人不得恃己所长,专心经略财物,但作救苦之心,于冥运道中,自感多福者耳。又不得以彼富贵,处以珍贵之药,令彼难求,自炫功能,谅非忠恕之道"。不能凭借自己所学的医学专业知识一心谋求利益而忘了学医的初衷和本心,时刻提醒自己防微杜渐,同不正之风做斗争。

## 二、教学设计与实施过程

1. PBL教学法　课前布置作业,预习《素问·四气调神大论》"是故圣人不治已病治未病,不治已乱治未乱,此之谓也"经文,提出需要讨论的问题。比如"中医治未病思想包含哪些内容?""如何将治未病思想联系社会现实和临床实际"等问题,启发学生思考。

2. 演示讲授法　通过课堂呈现经文和《扁鹊三兄弟》的故事,通过故事加深学生理解经文的深层次内涵,使同学们认识到治未病的重要性。

3. 讨论法　引导同学们在掌握知识目标的基础上,讨论"治未病在生活中和临床中的应用""从扁鹊三兄弟的故事同学们受到哪些启发""医疗反腐对我们医学生的启示是什么"等问题,在讨论中激发思考。

## 三、教学效果

1. 教学目标达成度　注重思政目标与知识、能力的有机结合。围绕《素问·四气调神大论》"治未病"开展课程思政案例融入,引导学生课前预习,课中讨论,启发思考,既满足了同学们对知识、能力的理解和掌握,又体现了思政的温度、人情味与亲和力。

2. 教师的反思　引入《扁鹊三兄弟》故事和"医疗反腐",让同学们更加深刻理解了《素问·四气调神大论》"治未病"思想在养生、廉洁反腐方面的联系。但如何润物细无声,无痕融入思政内容,还要多下功夫去设计。

3. 学生的反馈　通过同学们熟悉的《扁鹊三兄弟》和"医疗反腐事件"引入,再加上同学们课堂的讨论,不仅深入理解了《内经》原文,同时也教育同学们如何在学习阶段防微杜渐,对于预防学术不端等起到警示和教育作用。

## 案例四　寒温中适的食养观

### 一、案例

【原文】

黄帝曰:便其相逆者奈何?

岐伯曰:便此者,食饮衣服,亦欲适寒温,寒无凄怆,暑无出汗。食饮者,热无灼灼,寒无沧沧,寒温中适,故气将持。乃不致邪僻也。(《灵枢·师传》)

【案例介绍】

1. 苏东坡的食养观　据历史记载,苏轼经常阅读《内经》《难经》等医学著作,他非常重视养生尤其是"食养"。苏东坡虽然酷爱美食,但是他依然坚持"饮食有节",不吃过多的热性的和寒性的食物,寒温适度,饥饱适宜。在很多古籍中都有关于苏东坡节食的记载,如《东坡志林》记载道:"东坡居士自今日以往,不过一爵一肉。有尊客,盛馔则三之,可损不可增。有召我者,预以此先之,主人不从而过是者,乃止。一曰安分以养福,二曰宽胃以养气,三曰省费以养财。"可见苏东坡对节食养生的重视。

2. "热无灼灼"与食管癌发病的关系 现代研究发现食用过热的食物能够损伤消化道的结构引发多种疾病。例如近年的一些调查发现,我国山西、河南高发区人群喜欢热饮,进食热茶、热粥。不少高发区人群有食物过热、过硬、过咸、过烫、进食过快或咀嚼槟榔、烟末等习惯。过度不良物理刺激可致食管黏膜损伤发生炎症与增生,有些会发展成上皮不典型增生。对食管上皮增生及炎症患者的研究表明,重度增生患者的癌变率达30%;食管炎症、上皮不典型增生患者癌变率比上皮组织正常者高出140倍。针对食管癌高发区考察发现的致癌因素,改变饮食习惯,讲究饮食卫生,注重营养平衡,减少不良物理刺激,可以预防食管癌。

【案例反映的教学内容】

## 热无灼灼,寒无沧沧,寒温中适

苏东坡节制饮食,只有尊贵的客人造访时,他才准备比日常饮食要丰盛的食物;有朋友请苏东坡赴宴,他也会提前告诉朋友不能准备过于丰盛的食物。苏东坡节食以养生,不追求食物的丰盛和肥美,安分以养福,宽肠养气减轻食物对肠胃的负担,可见苏东坡对养生和食养的重视。众所周知,苏东坡很喜欢吃肉,东坡肉至今仍是一道誉满天下的名菜。苏东坡曾经亲自为"东坡肉"写了一首诗《猪肉颂》:"净洗铛,少着水,柴头罨烟焰不起。待他自熟莫催他,火候足时他自美。黄州好猪肉,价贱如泥土。贵者不肯吃,贫者不解煮,早晨起来打两碗,饱得自家君莫管。"苏东坡不重口舌之欲,重视节食,明白"饮食自倍,肠胃乃伤"的道理,即便自己喜欢美食依旧重视养生节食。苏东坡不吃过于寒凉和过于温热的食物,以及节食不吃过饱等。同时,现代研究发现进食过热的食物会损伤食道黏膜,发生炎症和增生等病理情况,造成食管癌等消化道疾病高发。这都体现了《灵枢·师传》中"便此者,食饮衣服,亦欲适寒温,寒无凄怆,暑无出汗。食饮者,热无灼灼,寒无沧沧,寒温中适,故气将持"的观点。

【思政融入点及理念分析】

## "热无灼灼,寒无沧沧,寒温中适"的发病与养生

现代研究发现过食热性食物会损伤消化道黏膜,进而引起多种消化道疾病。宋代大文学家苏轼重视食疗养生,强调食养要寒温适度、饥饱适宜。这都体现了"食饮者,热无灼灼,寒无沧沧,寒温中适"的观点。生活中我们一定要注意,不能吃过热的食物以免烧灼食管黏膜以预防食管癌的发生。同时也不能吃过于寒凉的食物以免损伤脾胃的阳气,引起泄泻、胃炎等病症。

## 二、教学设计与实施过程

1. PBL教学法　课前布置作业,预习《灵枢·师传》"食饮者,热无灼灼,寒无沧沧,寒温中适,故气将持"经文,提出需要讨论的问题。比如"为什么要饮食寒温适宜?""现代人喜欢冬天在暖气房内吃冷饮,夏天在空调房内吃羊肉火锅符不符合寒温适宜的理念"等问题,启发学生思考。

2. 演示讲授法　通过课堂呈现经文和《苏东坡的饮食观》故事,通过故事加深学生理解经文的深层次内涵,使同学们认识到"热无灼灼,寒无沧沧,寒温中适"的重要性。

3. 讨论法　引导同学们在掌握知识目标的基础上,讨论"为什么吃过热的事物容易引起食管癌""现代人喜欢用水果替代晚饭是否符合中医理念"等问题,在讨论中激发思考。

## 三、教学效果

1. 教学目标达成度　注重思政目标与知识、能力的有机结合。围绕《灵枢·师传》"食饮者,热无灼灼,寒无沧沧,寒温中适,故气将持"开展课程思政案例融入,引导学生课前预习,课中讨论,启发思考,既满足了同学们对知识、能力的理解和掌握,又体现了思政的温度、人情味与亲和力。

2. 教师的反思　引入"苏东坡的饮食观"故事和"热无灼灼"与食管癌发病的关系,让同学们更加深刻理解了《灵枢·师传》"热无灼灼,寒无沧沧,寒温中适"思想在养生方面的重要性。但如何润物细无声,无痕融入思政内容,还要多下功夫去设计。

3. 学生的反馈　通过同学们熟悉的历史人物苏东坡、东坡肉到其饮食观,进而联系现代食管癌发病与饮食过热的关系,再加上同学们课堂的讨论,不仅深入理解了《内经》原文,同时也提醒同学们树立健康饮食观的重要性。

# 附 录

## 一、课程思政教学改革经验做法

《黄帝内经》是我国现存最早的一部医学典籍,深受古代哲学思想、自然科学、医家丰厚的人文医德素养的影响,具有中医药文化育人的优势。内经选读是中医专业核心课程,基于其医学人文课程性质,内经选读课程与思想政治教育联系紧密,对学生以后能否学好中医、成为具有仁心仁术的优秀中医人才起着重要的示范导航作用。

编写团队在前期大量教学实践中,认识到本门课程存在的一个突出问题:思政教育未能和课程内容有机融合。针对这个问题,早在2019年编写团队就开展了"文化自信背景下中医经典教学课程思政探索与实践"研究,同时被立项为河南省教育教学改革与实践项目,2022年顺利结项并获河南中医药大学教育教学成果特等奖。课题将非智力因素的培养放在首位,引领学生不但要成才更要成人,将立德树人放在教育教学的首位。所以,内经选读是较早推行思政教育进课堂的学科之一。

近年来,编写团队系统研究思想政治理论与内经选读课程的融合,以社会主义核心价值观为主线,结合课程特点,深入挖掘中医深奥理论中蕴含的中华优秀传统文化,立足于"以文化人,厚重基础;以德育人,素养为魂;以医砺人,以术彰业"的建设理念,以培养既有扎实医学科学专业技能,更具备医学人文素质、高尚医德的中医药学优秀人才为目标。

2019年内经选读立项河南中医药大学"课程思政"示范课程,2023年内经选读立项河南省继续教育"课程思政"示范课程,2023年内经选读立项河南省本科教育课程思政样板课程,2023年内经选读立项为河南中医药大学"课程思政教学案例集"系列丛书(第一批)。编写团队编写了全套的内经选读课程思政教学设计和大纲,在中医学、中西医临床医学等专业中开展课程思政教学,已经运用7个学期,并持续建设与完善。

编写团队在课程思政教学实践和理论研究方面成果丰硕。编写团队积极参加学校组织的课程思政工作坊及各种课程思政相关培训活动,鼓励青年教师积极参加继续教育、进修深造、师资培训及教学比赛等,尤其是课程思政类教学竞赛。主编霍磊分别于

2021年12月、2023年6月、2023年11月参加河南中医药大学中医学院(仲景学院)课程思政示范课、第二和第三期课程思政工作坊教研活动,从不同角度给学院教师介绍课程思政建设经验,发挥省级课程思政样板课程的示范引领作用。通过教学培训、教学竞赛等活动,更好地促进了青年教师的成长和发展,有助于从思想上提高青年教师的职业意识,深化为中医药教学事业奉献的职业信念,真正做到教学相长。

课程建设中,编写团队涌现出国家级和省级先进集体和先进个人。2019年,编写团队所在党支部成功入选第二批"全国党建工作样板支部",2021年获河南省高等学校先进基层党组织称号。团队被评为河南省高等学校优秀基层教学组织,为课程思政的开展奠定了坚实的基础,并起到示范引领作用。党建引领学生思想政治工作,使学生素质和能力得到了明显提升,学生在中医经典等级考试、中医经典诵读等比赛中均取得了优异的成绩;同时积极参加各项活动,如新冠疫情防控服务、抗洪抢险志愿服务、马拉松赛志愿服务等,成效显著。

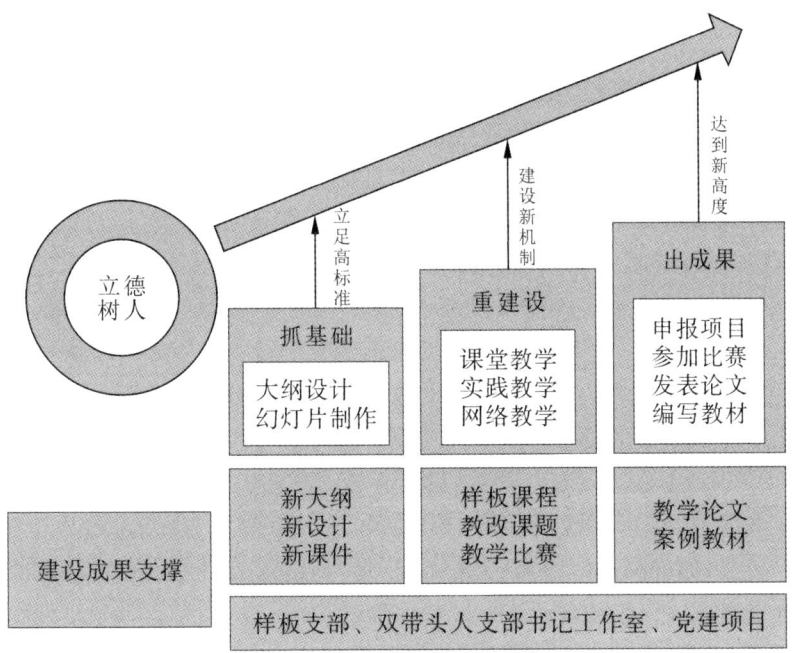

内经选读课程思政建设思路图

## 二、课程思政相关研究成果

(一)立项

(1)2019年,内经选读,河南中医药大学课程思政示范课程,霍磊(主持)。

(2)2019年,从教学维度探索混合式教学在《黄帝内经》中的改革与实践,河南中医药大学教育教学改革课题,李迎霞(主持)。

(3)2020年,文化自信背景下中医经典教学课程思政探索与实践,河南省高等教育教学改革研究与实践立项,霍磊(主持)。

(4)2020年,内经选读,河南省线上线下混合式一流课程,唐华伟(主持)。

(5)2021年,大思政背景下高校基层党支部党建与业务有机融合的探索与实践,河南中医药大学党建创新项目,霍磊(主持)。

(6)2021年,基于线上线下混合式教学模式的《内经选读》课程思政探索与实践,河南省特色骨干学科中医学第二批学科建设项目,霍磊(主持)。

(7)2021年,中医体质饮食调养学,河南省特色骨干学科中医学第二批学科建设项目,唐华伟(主持)。

(8)2021年,文化自信视域下《内经选读》金课建设的探索与实践,河南省特色骨干学科中医学第二批学科建设项目,杜雪源(主持)。

(9)2021年,内经教研室,河南省优秀基层教学组织,唐华伟(主持)。

(10)2021年,内经选读,河南省高等学校精品在线开放课程,唐华伟(主持)。

(11)2022年,混合式教学模式下中医经典课堂深度学习的影响因素研究,河南省高等教育教学改革研究与实践立项,李迎霞(主持)。

(12)2022年,新形势下中医药高等院校"六位一体"教师队伍建设体系构建与实践研究,河南省高等教育教学改革研究与实践立项,霍磊(参与)。

(13)2022年,内经选读,河南省线上一流课程,唐华伟(主持)。

(14)2022年,中医基础理论,河南省本科高校课程思政样板课程,霍磊(参与)。

(15)2022年,中医经典课程群课程思政教学团队,河南省本科高校课程思政教学团队,霍磊(参与)。

(16)2023年,以教学目标为导向的《内经选读》多元化考试改革的探索与实践,河南中医药大学考试改革研究项目,霍磊(主持)。

(17)2023年,基于"一流课程"建设的《内经选读》多元化研究性教学探索与实践,河南省本科高校研究性教学改革与实践项目,霍磊(主持)。

(18)2023年,内经,河南省继续教育课程思政示范课程,霍磊(主持)。

(19)2023年,内经选读,河南省本科高校课程思政样板课程,霍磊(主持)。

(二)获奖

1.荣誉称号

(1)2019年,第二批全国党建工作样板支部,国家级,中医基础理论与内经联合党支部,霍磊(主持)。

(2)2021年,河南省高等学校先进基层党组织,省级,中医基础理论与内经联合党支部,霍磊(主持)。

(3)2020年,河南省文明教师,省级,霍磊。

(4)2023年,优秀党务工作者,河南中医药大学,霍磊。

2.教育教学成果奖

(1)2022年,文化自信背景下中医经典教学课程思政探索与实践,河南中医药大学教学成果特等奖,霍磊、唐华伟、李迎霞、邵雷、杜雪源等。

(2)2020年,内经选读,河南省本科教育线上优秀课程二等奖,唐华伟、李迎霞、邵雷、霍磊、杜雪源。

3.教学大奖赛

(1)2021年,河南省教育系统教学技能竞赛二等奖,霍磊。

(2)2021年,课程思政教学设计大赛二等奖,河南中医药大学,霍磊。

(3)2022年,实践教学大赛三等奖,河南中医药大学,霍磊。

(4)2020年,河南省教育系统教学技能竞赛一等奖,邵雷。

(三)教学论文

(1)霍磊,詹向红,曹珊,等.加强中医基石学科建设 提高中医药人才培养质量[J].中医药管理杂志,2019,27(3):13-15.

(2)霍磊,唐华伟,李迎霞,等.基于线上线下混合式教学模式的《内经选读》教学探究[J].中医药管理杂志,2019,27(24):18-19.

(3)霍磊,林永青,张婷婷,等.课程思政视角下内经选读教学的探索与实践[J].中医药管理杂志,2021,29(6):21-22.

(4)霍磊,唐华伟,李迎霞,等.《内经选读》课程思政方案制定的探索与实践[J].中医药管理杂志,2022,30(3):46-48.

(5)霍磊,唐华伟,李迎霞,等.基于课程思政探索高校基层党支部党建与教学的深度融合[J].中医药管理杂志,2023,31(3):38-40.

(6)唐华伟,高小玲,霍磊等.《黄帝内经》教学模式改革的探索与实践[J].中医药管理杂志,2018,26(21):30-31.

(7)唐华伟.《内经选读》实训教学探索实践[J].中医药管理杂志,2022,30(6):25-26.

(8)李迎霞,关东升,曹珊,等.建立内经意境,注重经典早期渗透在《中基》教学中的重要性[J].时珍国医国药,2018,29(7):1753-1754.

(9)李迎霞,唐华伟,霍磊,等.教学目标导向下混合式教学模式的探索与研究[J].中国中医药现代远程教育,2021,19(15):18-20.

(10)李迎霞,关东升,曹珊,等.《黄帝内经》专业课"课程思政"建设思路[J].中医药管理杂志,2022,27(16):35-36.

(11)李迎霞,唐华伟,邵雷等.《黄帝内经》传统学习法在促进深度学习中的应用[J].中医药管理杂志,2023,31(17):25-26.

(四)教材

(1)苏颖,王平.内经选读[M].上海:上海科学技术出版社,2018.

(2)翟双庆,黎敬波.内经选读[M].北京:中国中医药出版社,2021.

(3)郑洪新,战丽彬.中医学基础[M].北京:科学出版社,2022.

(4)方泓.中医饮食养生学[M].北京:中国中医药出版社,2020.

(5)施洪飞,方泓.中医食疗学[M].北京:中国中医药出版社,2021.

(6)唐华伟,司富春.中医基础理论[M].北京:中国中医药出版社,2023.

(7)李建生,蔡永敏.中医经典:肺病学[M].北京:科学出版社,2021.

(8)郑玉玲.治未病.绽放青春的光彩:青年人群未病防治[M].郑州:河南科学技术出版社,2020.

(9)崔姗姗.中医门径——中医基础通识[M].郑州:河南科学技术出版社,2021.

# 参考文献

[1] 刘娇萍,袁昌劲,曹继刚,等.从"象思维"探讨对肿瘤微环境的中医认识[J].时珍国医国药,2018,29(11):2723-2725.

[2] 庞大承,张硕,田甜,等.从"阳化气,阴成形"理论探讨肺癌形成及转移的中医病机[J].世界中医药,2023,18(19):2772-2776.

[3] 朱鹏程,罗毅.基于"阳化气,阴成形"及伏阳学说的肿瘤病机刍议[J].南京中医药大学学报,2022,38(3):187-192.

[4] 刘晓琳,李毅平,林柳兵,等.中医药干预肿瘤炎性微环境研究进展[J].现代中西医结合杂志,2023,32(1):138-141,146.

[5] 陶镜玉.中医针灸全球传播影响因素及管理策略研究[D].南昌:南昌大学,2023.

[6] 陈美凤,李贞宗,吴洋.基于"旦慧昼安,夕加夜甚"理论探析风湿性疾病给药时间[J].山东中医药大学学报,2022,46(3):299-303.

[7] 易玉娟,孙康,唐红,等.昼夜节律与健康:中医与现代医学的对话[J].中国中药杂志,2023,48(21):5681-5689.

[8] 贾晓晨,梁俊薇,陈祥静.从"肺应秋"天人相应观思想探讨小青龙汤治疗季节性变应性鼻炎的机制[J].中国医药导报,2021,18(13):108-111.

[9] 李文娜,刘雷蕾,马淑然.基于褪黑素调节水通道蛋白探讨"肺应秋、主通调水道"的物质基础[J].环球中医药,2022,15(5):775-779.

[10] 宋奇思.食道癌发病与饮食习惯有关[J].家庭医学,2008,(7):46.